U0256869

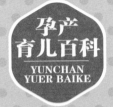

孕产
育儿百科
YUNCHAN
YUER BAIKE

孕产饮食

纪向虹 ◎ 主编

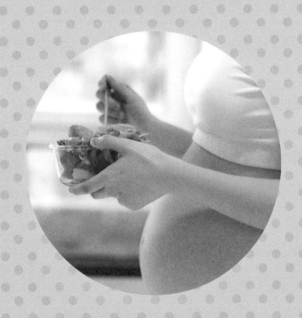

青岛出版社
QINGDAO PUBLISHING HOUSE

图书在版编目（CIP）数据

孕产育儿百科·孕产饮食 / 纪向虹主编. — 青岛：青岛出版社, 2018.8

ISBN 978-7-5552-7290-8

Ⅰ．①孕… Ⅱ．①纪… Ⅲ．①孕妇—营养卫生②产妇—营养卫生 Ⅳ．①R153.1

中国版本图书馆CIP数据核字(2018)第161810号

书　　　名	孕产育儿百科·孕产饮食
	YUNCHAN YUER BAIKE · YUNCHAN YINSHI
主　　　编	纪向虹
出 版 发 行	青岛出版社
社　　　址	青岛市海尔路182号（266061）
本 社 网 址	http://www.qdpub.com
邮 购 电 话	13335059110　0532-85814750（传真）0532-68068026
责 任 编 辑	尹红侠　王韵
封 面 设 计	周　飞
内 文 装 帧	祝玉华
照　　　排	光合时代
印　　　刷	青岛新华印刷有限公司
出 版 日 期	2018年9月第1版　2018年9月第1次印刷
开　　　本	20开（889mm×1194mm）
印　　　张	13
字　　　数	240千
印　　　数	1-15000
书　　　号	ISBN 978-7-5552-7290-8
定　　　价	39.80元

编校质量、盗版监督服务电话　4006532017　0532-68068638

怀孕期间，胎儿生长发育所需的一切营养都要由准妈妈提供。如果准妈妈营养不足或营养过剩，就会影响腹中宝宝的健康。在孩子顺利出世后，处于婴儿时期的宝宝所需的营养主要来自母乳，所以孕产妇和哺乳期妇女的健康水平与营养状况直接决定胎儿和婴儿的生长发育状况。

本书为准妈妈详细地讲解孕期不同月份的饮食注意事项，提醒准妈妈摄取均衡营养，同时罗列出适宜准妈妈食用的各种饮料、粥、汤煲、凉菜、热炒和主食，为准妈妈孕育宝宝打下丰厚的营养物质基础。另外，本书列出了孕期每个月份准妈妈容易出现的不适和疾病，以及针对不适和疾病的饮食对策和调理食谱。

本书还为新妈妈讲解产褥期、哺乳期的饮食调理方法，同时罗列出适用于产褥期、哺乳期的食谱，帮助新妈妈早日恢复健康，顺利哺育宝宝。

本书内容细致翔实，贴近生活，为准妈妈和新妈妈列出的食谱丰富实用，并配有制作精良、品种丰富的菜肴图片，让准妈妈和新妈妈能在轻松愉快的阅读欣赏中得到专业的饮食营养指导。

妈妈营养好，宝宝才能健康。愿每一位妈妈都能快乐健康地孕育自己的宝宝，愿每一对夫妇都能拥有一个健康、聪明的宝宝，愿宝宝能在爸爸妈妈无微不至的照顾下健康快乐地成长。

编　者

2018年5月

第一部分

准妈妈孕一月饮食

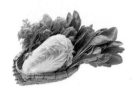

第二部分
准妈妈孕二月饮食

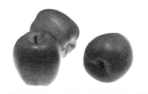

第三部分

准妈妈孕三月饮食

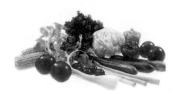

第四部分

准妈妈孕四月饮食

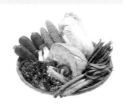

第五部分

准妈妈孕五月饮食

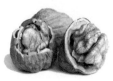

第六部分

准妈妈孕六月饮食

第七部分

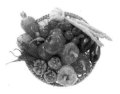

准妈妈孕七月饮食

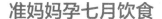

第八部分

准妈妈孕八月饮食

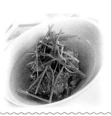

第九部分

准妈妈孕九月饮食

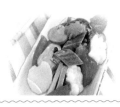

第十部分

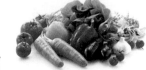

准妈妈孕十月饮食

第十一部分

产褥期饮食

第十二部分

哺乳期饮食

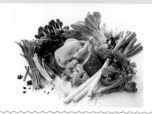

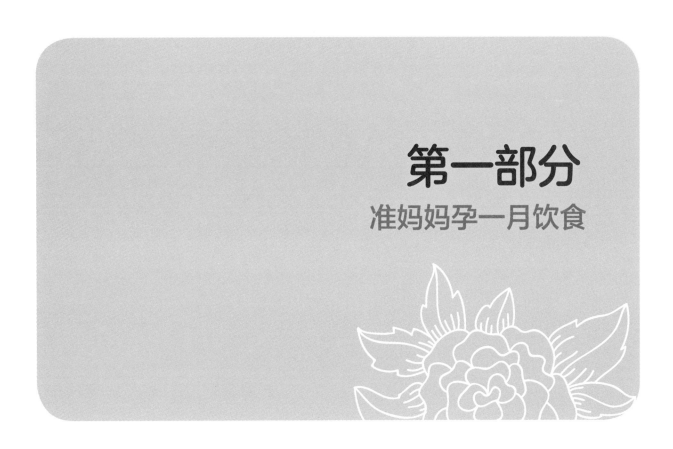

第一部分

准妈妈孕一月饮食

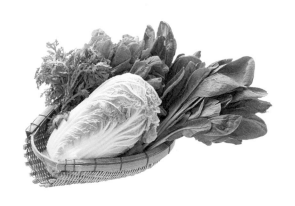

孕妈咪在第一个月时，往往不知道自己已经怀孕，不太注意饮食问题。其实，孕妈咪此时可按照正常的饮食习惯进食，营养丰富全面，饮食结构合理，膳食中应该含有人体所需要的所有营养物质，包括蛋白质、脂肪、碳水化合物、水、维生素、矿物质、膳食纤维等40多种营养素，多吃含必需氨基酸较多的食物，多食新鲜水果。

准妈妈孕一月身体的变化

这个时期因为胚胎太小，母体的激素水平较低，准妈妈一般不会有不舒服的感觉。这时子宫的大小与未怀孕时基本相同，只是稍软一点。

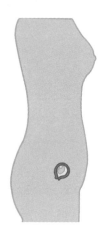

孕一月宝宝的发育状况

卵子和精子结合后，受精卵从输卵管游走到子宫，在子宫内着床，开始发育，就像种子埋入土壤。受精卵在前8周还未成人形，称为胚胎。

在孕4周末，胚胎生活在一个毛茸茸的小球内，这就是胚囊。胚囊直径约1厘米，重量约1克。

准妈妈孕一月饮食注意事项

🍊 准妈妈孕一月容易出现的不适

很多孕妇往往此时还不知道自己已经怀孕。较敏感的人可能会有畏寒、低热、慵懒、困倦及嗜睡的症状，粗心的孕妇往往误以为自己患了感冒。此时孕妇一定不要乱用药物，以免导致胎儿畸形。

🍊 针对准妈妈不适的饮食对策

◎准妈妈应及早得知自己已经怀孕，并开始注意饮食细节。

◎及早开始补充叶酸。

◎多吃富含优质蛋白质的食物。

◎多吃新鲜水果，多摄入维生素C，提高准妈妈的身体抵抗力。

🍊 适合孕一月食用的食物

◎ **富含叶酸的食物：** 菠菜、生菜、芦笋、油菜、小白菜、麸皮面包、香蕉、草莓、橙子、橘子、动物肝脏。

◎ **富含优质蛋白质的食物：** 鱼类、蛋类、乳类、肉类和豆制品。

◎ **水果：** 香蕉、草莓、橙子、橘子。

准妈妈孕一月饮食指导

准妈妈孕一月营养要素

准妈妈在第一个月时，可按照正常的饮食习惯进食，营养丰富全面，饮食结构合理，膳食中应该含有人体所需要的所有营养物质，包括蛋白质、脂肪、碳水化合物、水、维生素、矿物质、膳食纤维等 40 多种营养素。

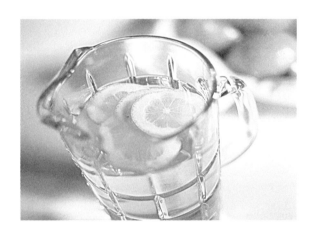

准妈妈孕一月饮食原则

◎ 蔬菜应充分清洗浸泡，水果应去皮，以避免农药污染。

◎ 为避免或减少恶心呕吐等早孕反应，可采用少食多餐的办法，注意饮食清淡，不吃油腻和辛辣食物，多吃易于消化、吸收的食物。

◎ 炊具要使用铁质或不锈钢制品，不用铝制品和彩色搪瓷制品，以免铝元素、铅元素对人体造成伤害。

◎ 准妈妈进餐时应保持心情愉快，不被干扰，家中餐厅的环境应温馨幽雅，有助于增进食欲。准妈妈应进食一些点心、饮料（鲜奶、酸奶、鲜榨果汁等）、蔬菜和水果，定量用餐，不挑食、偏食，少去外面就餐。

◎ 孕妈咪每天清晨要空腹喝一杯白开水或矿泉水。孕妈咪一定要吃早餐，而且保证早餐的质量。

◎ 要采用合理的加工烹调方法，减少食物营养物质的损失，保证食物符合卫生要求，避免各种食物污染，保留食物的原味，少用调味料。

◎ 准妈妈要养成良好的饮食习惯，定时用餐，三餐之间最好安排两次加餐。

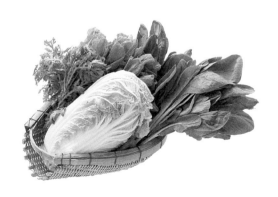

适合孕一月食用的食物

❂ 富含碳水化合物的食物

准妈妈每天应摄入150克以上的碳水化合物。如果受孕前后碳水化合物和脂肪摄入不足，准妈妈就会一直处于饥饿的状态，可能导致胎儿大脑发育异常，出生后智商较低。碳水化合物主要来源于蔗糖、面粉、大米、玉米、红薯、土豆、山药等粮食作物。

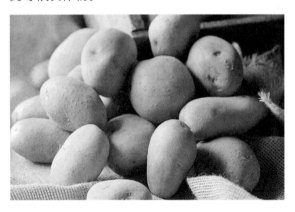

❂ 富含矿物质的食物

各种矿物质对早期胚胎器官的形成发育有重要作用。富含锌、钙、磷、铜的食物有乳类、肉类、蛋类、花生、核桃、海带、木耳、芝麻等。

❂ 富含维生素的食物

维生素对保证早期胚胎器官的形成发育有着重要的作用。准妈妈要多摄入叶酸、维生素C、B族维生素等。

叶酸普遍存在于有叶蔬菜、柑橘、香蕉、动物肝脏、牛肉中。富含B族维生素的食物包括谷类、鱼类、肉类、乳类及坚果等。

❂ 富含蛋白质的食物

准妈妈要保证优质蛋白质的充分摄入，以保证受精卵的正常发育，可以适当多吃些肉、鱼、蛋、乳制品和豆制品等。

孕一月准妈妈一天食谱参考

准妈妈应按照三餐两点心的方式进食。早餐应主副食搭配，干稀搭配。午餐要丰盛，尽量不要去吃外面的快餐，多吃蔬菜，确保营养。

孕一月准妈妈一日健康食谱

早餐	牛奶、粥、汤配合全麦面包、饼干或包子等主食，还要有鸡蛋、蔬菜等
加餐	酸奶配苹果，或者牛奶配2片麦麸饼干，或者果汁配消化饼
午餐	菠菜蛋汤，甜椒牛肉丝，虾仁豆腐，蒜香茄子，米饭150克
加餐	吃些坚果，如花生、腰果、开心果等
晚餐	什锦豆腐煲，素什锦，鱿鱼炒茼蒿，莲子芋肉粥，荞麦面条1碗

准妈妈不宜过量吃水果

　　不少准妈妈喜欢吃水果，甚至把水果当蔬菜吃，认为这样既可补充维生素，又可使宝宝皮肤白净、健康漂亮。营养专家指出，这种想法是片面、不科学的。虽然水果和蔬菜都含有丰富的维生素，但两者还是有区别的。水果中纤维素含量并不高，蔬菜中纤维素含量却很高。

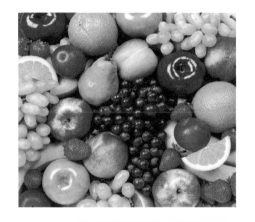

　　如果准妈妈摄入过多水果，而不吃蔬菜，就会减少纤维素的摄入量。有的水果中糖分含量很高，如果孕期糖分摄入过多，还可能引发妊娠期糖尿病。

· 医师指点 ·

　　正常的情况下，孕妇每日可食用 100 克橘子、苹果或猕猴桃。另外可根据季节食用西瓜、西红柿、草莓等，一天的食用量不宜超过 500 克。

准妈妈可适当多吃的食物

　　孕妇需要各种营养素，多吃些营养丰富的鱼、肉、蛋等，对于孕妇和胎儿是十分必要的。同时，不可忽略那些平时不为人注意而营养价值高，对孕妇和胎儿有益处的食品。这里介绍几种以供参考：

❋ 水果

　　胎儿在发育过程中，需要维生素参与细胞的合成。虽然蛋类、乳类、豆类、蔬菜中维生素的含量也不少，但它们都易溶于水，往往易在烹调过程中流失。生吃水果可以避免加热过程中维生素的损失。孕妇适当多吃些新鲜的水果，对补充维生素非常有利。

❋ 海鱼

　　海鱼营养丰富，含有易被人体吸收的钙、碘、磷、铁等矿物质，对于大脑的生长、发育、健康和防治神经衰弱有着极高的效用，是孕妇应经常食用的美味佳肴。

◉ 鹌鹑

医学界认为，鹌鹑肉对营养不良、体虚乏力、贫血头晕者适用，故也适合孕产妇食用。鹌鹑肉富含的卵磷脂、脑磷脂是高级神经活动不可缺少的营养物质，对胎儿有健脑的功效。

◉ 芝麻

芝麻富含钙、磷、铁，同时含有优质蛋白质和近 10 种重要的氨基酸，这些氨基酸均为构成脑神经细胞的主要成分。中医学认为，芝麻有益髓、补血、补肝、益肾、润肠、通乳、养发的功能，孕妇适当吃些芝麻对胎儿有益。

◉ 花生

花生被公认为是一种植物性高营养食品，被称为"长生果""植物肉""绿色牛乳"。中医认为，花生具有醒脾开胃、理气补血、润肺利水和健脑抗衰等功效。吃花生不要去掉红色仁皮，红皮含利血物质。

◉ 核桃

核桃含有丰富的不饱和脂肪酸、蛋白质，较多的磷、钙和各类维生素，还含有碳水化合物、铁、镁、硒等。中医学认为，核桃有补肾固精、温肺止咳、益气养血、补脑益智、润肠通便、润燥化痰等作用，孕妇常吃核桃可防病健身，有利于胎儿健脑。

◉ 小米

小米有滋养肾气、健脾胃、清虚热等作用，可用来蒸饭、煎小米饼、做小米面窝窝头、煮小米粥等。小米是适宜孕妇常吃的营养价值较高的食品。

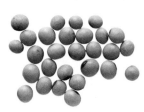

◉ 豆类

这里所说的豆类主要是指大豆和大豆制品。大豆的营养价值很高，具有健脑作用，大豆制品营养也很丰富，且易消化吸收。孕妇适当吃些大豆制品，可补充多种人体必需的营养素，对自己和胎儿都有益。

◉ 黑木耳

黑木耳营养丰富，具有益气、养血、健胃、止血、润燥、清肺、强智等功效，是滋补大脑和强身的佳品。黑木耳炖红枣具有止血、养血的功效，是孕妇、产妇的补养佳品。

准妈妈吃鱼好处多

孕妇多吃鱼，特别是海产鱼，可使孩子更加聪明。所以，在孕妇的日常膳食中应适当增加鱼类食物。鱼类食物中含有以下营养素：

✹ 微量元素

沙丁鱼、鲐鱼、青鱼等海鱼，通过食物链，可从浮游生物中获得微量元素，储存于脂肪中。

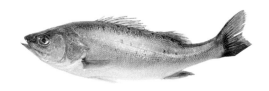

✹ 二十碳五烯酸

二十碳五烯酸是人体必需的脂肪酸，机体自身是不能合成的。它具有多种药理活性，可以抑制促凝血素的产生，使血液黏度下降，使抗凝血脂Ⅲ增加，这些活性都可以起到预防血栓形成的作用。同时，二十碳五烯酸在血管壁能合成前列腺环素，可使螺旋动脉得以扩张，以便将足够的营养物质输送给胎儿，促进胎儿在母体内的发育。

✹ 磷、氨基酸

鱼肉中含有较多磷、氨基酸，这些物质对胎儿中枢神经系统的发育会起到良好的作用。

✹ 二十二碳六烯酸

二十二碳六烯酸（DHA）是构成大脑神经髓鞘的重要成分，能促进大脑神经细胞的发育。多食富含 DHA 的鱼类，宝宝会更聪明。

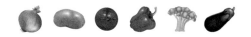

·爱心提示·

在孕妇的膳食中增加些鱼类食物，对胎儿和孕妇都是十分有益的。

准妈妈应多吃玉米

玉米中的蛋白质、脂肪、糖类、维生素和矿物质含量都比较丰富，具体介绍如下：

◉ 玉米中每种营养素的含量

◎ **蛋白质**：玉米中蛋白质含量丰富，其特有的胶质蛋白占30％，球蛋白和白蛋白占20％～22％。有一种甜玉米富含天冬氨酸、谷氨酸，这些营养物质都能促进胎儿的智力发育。

◎ **维生素**：玉米中的维生素含量较多，可防止细胞氧化、衰老，从而有益于胎儿智力的发育。黄玉米中含有维生素A，对人的智力、视力都有好处。

◎ **粗纤维**：玉米中粗纤维含量较多，多吃玉米有利于消除便秘，有利于肠道的健康，也间接有利于胎儿智力的开发。

◎ **脂肪酸**：玉米中亚油酸、油酸等脂肪酸含量也很高，这些营养物质都对胎儿智力的发育有利。

准妈妈应少吃刺激性食物

刺激性食物主要是指葱、姜、蒜、辣椒、芥末、咖喱粉等调味品。使用这些调味品烹制菜肴可以起到促进食欲、促进血液循环、补充人体所需的多种维生素和矿物质（包括锌、硒）等诸多作用。但是，这些刺激性食物一般都具有较重的辛辣味，准妈妈不宜过多食用。

这些辛辣物质进入母体后，会随母体的血液循环进入胎儿体内，容易给胎儿带来不良刺激。妊娠期间，孕妇大多呈现血热阳盛的状态，而这些辛辣食物性质都属辛温，会加重孕妇血热阳盛所致的口干舌燥、生口疮、心情烦躁等症状。

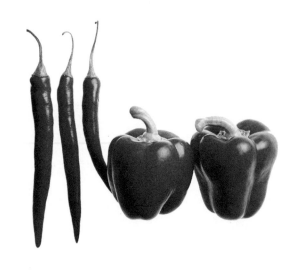

准妈妈要多喝牛奶

怀孕是女性的一个特殊生理过程。一个微小的受精卵会在280天左右长成一个重3000~3500克的胎儿。在整个孕期，母体需要储存钙50克，其中供给胎儿30克。如果母体钙摄入不足，胎儿会从母体的骨骼中夺取钙，以满足生长的需要，这就使母体血钙水平降低。

现在有一些专业营养公司研制出孕妇奶粉，根据孕妇的生理需求，在奶粉中强化钙质，这种奶粉是补钙不错的选择。同时，孕妇奶粉还兼顾胎儿发育所必需的其他微量元素及多种营养，冲调方便，口感好。

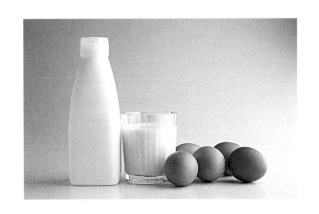

·健康小百科·

营养专家认为，准妈妈补钙最好的方法是在怀孕期间每天喝200~500毫升牛奶，每100毫升牛奶中含钙约120毫克。牛奶中的钙最容易被孕妇吸收，而且磷、钾、镁等多种矿物质搭配也十分合理。

喝孕妇奶粉，方便补充营养

要想使孕妇补充足够的营养，为胎儿健康成长提供必需的营养元素，又要不过量饮食，杜绝肥胖，理想的办法就是喝孕妇奶粉。品质良好的孕妇奶粉含有孕妇、产妇、胎儿必需的各种营养成分，如维生素和各种必需的微量元素等。每天喝一点孕妇奶粉是孕妇最佳的营养补充途径，又方便又有效，每天早晚各饮一杯，你就可以安心地得到自己和宝宝所需的营养。

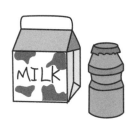

准妈妈最易忽视的生活要素

调查表明，孕期最容易被忽视的生活要素有三种，一是水，二是新鲜的空气，三是阳光。

❋ 水

除了必要的食物营养之外，水也是准妈妈必需的营养物质，但水经常被人们所忽视。

众所周知，水占人体体重的60%，是体液的主要成分，饮水不足不仅仅会引起干渴，还会影响体液的电解质平衡和养分的运送。调节体内各组织的功能，维持正常的物质代谢都离不开水。所以，在怀孕期间准妈妈要养成多喝水的习惯。

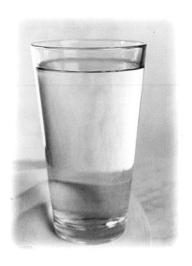

· 爱心提示 ·

孕妇应适时饮水，不能等渴了再饮水。应以既不缺水，又不过量饮水为宜。

❋ 阳光

阳光中的紫外线具有杀菌消毒的作用，更重要的是，适当的紫外线照射有助于人体合成维生素D，进而促进钙质的吸收，防止胎儿患先天性佝偻病。

· 医师指点 ·

准妈妈在怀孕期间要多进行一些室外活动，这既可以提高自身的抗病能力，又有利于胎儿的发育。

❋ 清新的空气

清新的空气对于生活在城市中的人们来说确实是一种奢侈品。随着近年来机动车辆的急剧增多，空气污染已经成为一种社会公害。

有些孕妇因为怕感冒，不经常开窗，从而影响室内空气的流通，长此以往，会影响孕妇的健康。因此，一定要注意室内空气的清新。

准妈妈不宜偏食

　　孕妇偏食一般是指孕妇偏爱吃某一种或某几种食品。如果孕妇所吃的食物品种过于单调，会造成体内营养不均衡，导致某种营养素的缺乏，对自身健康和胎儿发育不利。

> **·爱心提示·**
>
> 准妈妈的日常饮食应丰富多样，常换常新，保证营养全面均衡，有利于婴儿成长发育。

准妈妈不宜饮用含咖啡因的饮料

✦ 茶叶

　　茶叶中含有 2% ~5% 的咖啡因，每日喝 5 杯浓茶，就相当于服用 0.3~0.35 毫克咖啡因。

　　咖啡因具有兴奋作用，会刺激、增加胎动，甚至危害胎儿的生长发育。专家证实，孕妇若每天饮 5 杯浓红茶，就可能使新生儿体重减轻。

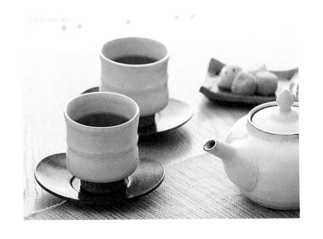

✦ 咖啡

　　过量的咖啡因对孕妇和胎儿都具有很大的危害。孕妇如果过量饮用咖啡，就会影响胎儿的骨骼发育，诱发胎儿畸形，甚至会导致死胎；生下的婴儿没有正常的婴儿活泼，肌肉的发育也不够健壮。

　　孕妈妈在妊娠期间，最好停止饮用咖啡和其他含咖啡因的饮料，多到室外呼吸新鲜空气，多摄入高蛋白食物，平时多做做轻松的体操，这样可以起到提神醒脑的作用。

准妈妈饮水不宜过多

水是人体必需的营养物质，约占人体重量的 60%。它能够参与人体其他物质的运载和代谢，调节体内各组织间的功能，并有助于体温的调节。孕妇的需水量比孕前明显增加，每天必须从饮食中摄取足够的水分。

但是，准妈妈每天的饮水量也应有一定限度，并不是多多益善。如果孕妇水分摄入过多，无法及时排出，多余的水分就会潴留在体内，引起或加重水肿。一般来说，孕妇每天应喝 1~1.5 升水。

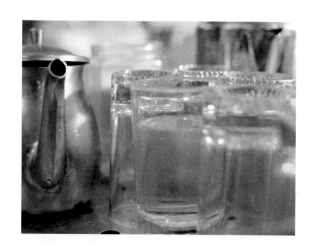

当然，这也不是绝对的，要根据不同季节、气候、地理位置以及孕妇的饮食等情况酌情增减，但不要超过 2 升。特别是在妊娠晚期，孕妇更应该控制饮水量，每天饮水 1.5 升以内为宜，以免对自己及胎儿造成不良影响。

准妈妈如何选择饮料

水是生命之源，也是人体必需的六大营养素之一，准妈妈可从饮料或食物中补充水分。

❂ 白开水

水经过煮沸消毒后清洁卫生，饮用白开水是孕妇补充水分的主要方法。

白开水容易被人体吸收，饮用白开水极少有副作用。孕妇应注意不要喝生水，以防腹泻或感染其他疾病。

❂ 矿泉水

矿泉水中含有许多矿物质，准妈妈可以经常饮用。

❂ 西瓜

夏天吃西瓜既可补充水，也可补充一些矿物质，又可消暑解热。

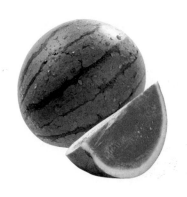

准妈妈不宜多饮茶

茶叶中含有大量的鞣酸，鞣酸可以与食物中的铁元素结合成一种不能被机体吸收的复合物，容易导致缺铁性贫血。孕妇过多饮用浓茶，有引起妊娠贫血的可能，也将给胎儿留下先天性缺铁性贫血的隐患。

准妈妈不宜贪吃冷饮

❋ 冷饮对孕妇肠胃的影响

孕妇的胃肠对冷热刺激非常敏感，多吃冷饮会使胃肠血管突然收缩，胃液分泌减少，消化功能降低，从而引起食欲不振、消化不良、腹泻，甚至引起胃部痉挛，出现腹痛现象。

❋ 冷饮对孕妇上呼吸道的影响

孕妇的鼻、咽、气管等呼吸道黏膜常常充血，并有水肿现象。如果准妈妈大量食用冷饮，充血的血管就会突然收缩，血流减少，可致局部抵抗力降低，使潜伏在咽喉、气管、鼻腔、口腔里的细菌与病毒乘虚而入，引起嗓子痛哑、咳嗽、头痛等，严重时还能诱发上呼吸道感染或扁桃体炎等。

❋ 冷饮对胎儿的影响

吃冷饮除可使孕妇发生以上病症外，还会对胎儿造成一定影响。有人发现，腹中胎儿对冷的刺激很敏感。当孕妇喝冷水或吃冷饮时，胎儿会在子宫内躁动不安，胎动会变得频繁。

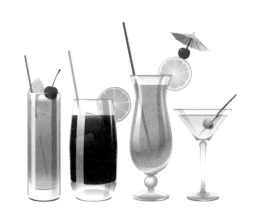

·爱心提示·

有的准妈妈怀孕后由于内热而喜欢吃冷饮，这对健康是不利的。孕妇吃冷食一定要有节制。夏季气温炎热，有的孕妇喜欢吃冷饮解暑降温，但切不可因贪吃冷食而影响母子的健康。

准妈妈不宜用饮料代替白开水

有些孕妇常常用饮料来代替白开水，认为饮料既能解渴，又能增加营养。其实这种认识是错误的。

各种果汁、饮料都含有较多的糖分及其他添加剂，还含有大量的电解质。这些物质能较长时间在胃里停留，会对胃产生许多不良刺激，不仅直接影响消化和食欲，而且会增加肾脏的负担，影响肾功能。摄入过多糖分还容易引起肥胖。因此，孕妇不宜用饮料代替白开水。

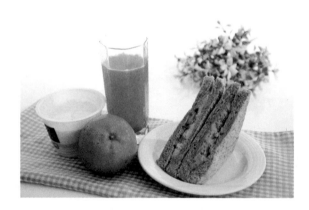

准妈妈不宜多饮汽水

◉ 汽水饮用过量可能导致缺铁性贫血

孕妇不宜经常饮用汽水，因为汽水饮用过量可能导致缺铁性贫血。汽水中含有磷酸盐，进入肠道后能与食物中的铁发生化学反应，形成难以被人体吸收的物质排出体外，所以大量饮用汽水会大大降低血液中的含铁量。

在正常的情况下，食物中的铁本来就很难被胃肠道吸收。怀孕期间，孕妇本身和胎儿对铁的需要量比平时大得多，如果孕妇多饮用汽水，就势必导致缺铁，从而影响孕妇的健康以及胎儿的发育。

◉ 汽水饮用过量可能加重水肿

充气汽水含有大量的钠，若孕妇经常饮用这类汽水，会加重水肿。由此可见，孕妇不宜经常饮用汽水。

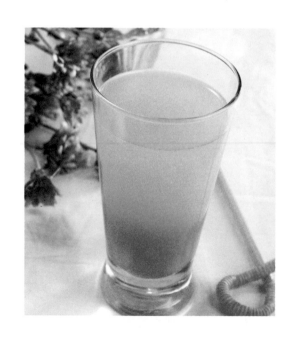

准妈妈切莫滥服补药

孕妇滥用补药弊多利少，常常造成很多不良后果。孕妇不宜滥用补药的原因有以下几种：

⊛ 某些滋补药品会产生一定的毒性作用和过敏反应

任何药物，包括各种滋补品，都要在人体内分解、代谢，并有一定副作用，包括毒性作用和过敏反应。可以说，没有一种药物对人体是绝对安全的。如果用之不当，即使是滋补性药品，也会对人体产生不良影响，给孕妇以及腹中的胎儿带来种种损害。

大量服用蜂王浆、洋参丸和蜂乳等均可引起中毒或其他不良后果。孕妇若大量服用鱼肝油，会造成体内维生素A、维生素D过量而引起中毒。

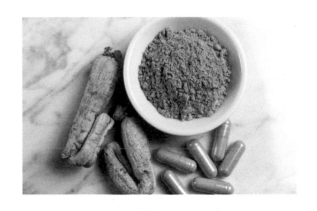

内的代谢过程，使其不易被排泄，因此孕妇比常人更易发生蓄积性中毒，这对母体和胎儿都有害，对娇嫩的胎儿危害更大。孕妇如果发生鱼肝油中毒，可引起胎儿发育不良或畸形。有些药物还能引起流产或死胎。

⊛ 某些滋补药品的滋补作用并不大

滋补药的作用被显著地夸大了。孕妇即使每天饮用两支人参蜂王浆，由于营养物质含量甚少，没有什么特殊成分，也产生不了多大的滋补作用，仅仅是心理上的安慰而已。各种滋补性药品都非常昂贵，孕妇长期服用花费很大，而效果并不理想，实属浪费。

⊛ 某些滋补药品会影响胎儿的生长发育

母体摄入的药物可能通过胎盘进入胎儿的血液循环，直接影响胎儿的生长发育。妊娠期间，母体内的酶系统会发生某些变化，影响药物在体

·爱心提示·

孕妇不宜多服补药、补品，而应该在吃得好、吃得全、吃得香上下功夫，这才是体弱孕妇滋补身体的最佳选择。

准妈妈不宜多服温热补品

不少孕妇经常吃人参、桂圆等补品，以为这样可使胎儿发育更好，自己将来能生一个又健康又聪明的宝宝。其实，这类补品对孕妇和胎儿都是利少弊多，有可能造成不良后果。

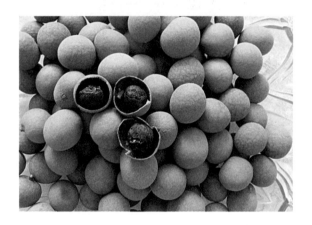

◉ 孕妇容易出现"胎火"

中医学认为，妊娠期间，妇女月经停闭，脏腑经络之血皆注于冲任以养胎，母体全身处于阴血偏虚、阳气相对偏盛的状态，因此孕妇容易出现"胎火"。

◉ 孕妇容易出现水肿、高血压

孕妇由于血液量明显增加，心脏负担加重，子宫颈、阴道壁和输卵管等部位的血管也处于扩张、充血状态，加上内分泌功能旺盛，分泌的醛固酮增加，易导致水、钠潴留，产生水肿、高血压等病症。

◉ 孕妇容易出现胀气、便秘

孕妇由于胃酸分泌量减少，胃肠道功能有所减弱，会出现食欲不振、胃部胀气以及便秘等现象。

◉ 孕妇常服温热补品易引起各种不良症状

如果孕妇经常服用温热性的补药、补品，势必导致阴虚阳亢，因气机失调、气盛阴耗、血热妄行，会加剧孕吐、水肿、高血压、便秘等症状，甚至发生流产或死胎等。

因此，孕妇不宜长期服用或随便服用人参、鹿茸、桂圆、鹿胎胶、鹿角胶、阿胶等温热补品。

· 爱心提示 ·

孕妇如果过量服用人参，易加重妊娠呕吐、水肿和高血压等现象，也可引起流产。胎儿对人参的耐受性很低，孕妇如果服用过量人参，有造成死胎的危险。

准妈妈孕一月食谱

适合孕一月饮用的饮料

✺ 柠檬汁

原料：

柠檬、白糖各适量。

做法：

将柠檬榨汁，加白糖。

用法：

饭前服 150~200 毫升。

功效：能改善高血压、心肌梗死等症状；可祛暑止渴，安胎保胎。

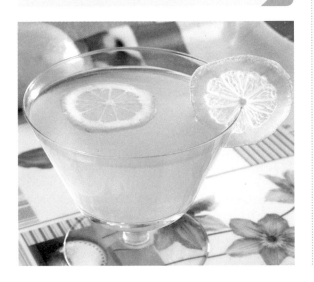

✺ 葡萄姜蜜茶

原料：

葡萄汁 100 毫升，生姜汁 30 毫升，蜂蜜 20 毫升。

做法：

将三汁搅拌混匀，即成。

用法：

饭前半小时服用。

功效：适用于治疗妊娠呕吐。

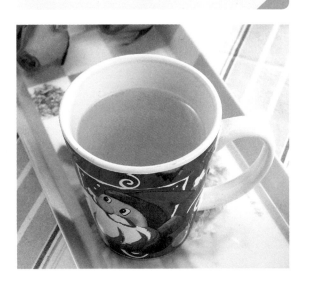

适合孕一月食用的粥

⊛ 大枣山药粥

原料：

红枣 10 枚，山药 10 克，粳米 100 克，冰糖少许。

做法：

❶ 将粳米、山药、红枣淘洗干净，将山药切片。

❷ 将粳米、山药、红枣放入锅内，用武火烧沸后，转用文火炖至米烂成粥。

❸ 将冰糖放入锅内，加少许水，熬成冰糖汁，再倒入粥锅内，搅拌均匀即成。

功效：补气血，健脾胃。适用于孕产妇脾胃虚弱、血小板减少、贫血、营养不良等症。

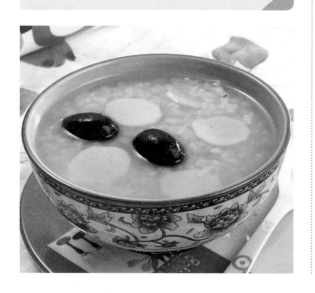

⊛ 乌鸡糯米葱白粥

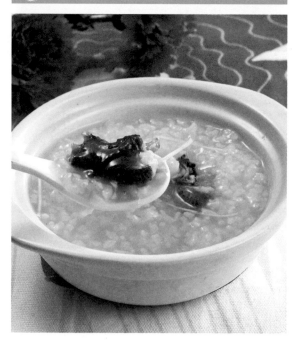

原料：

乌鸡腿 1 只，圆糯米 200 克，盐、葱丝各适量。

做法：

❶ 将乌鸡腿洗净，切成块，沥干，加水熬汤，用大火煮开，再放入糯米，用小火煮 15 分钟。

❷ 将葱白去头须，切丝。将糯米煮熟后，加盐调味，入葱丝稍焖即可。

功效：补气养血，安胎止痛。

适合孕一月食用的汤煲

✳ 蛋黄莲子汤

原料：

　　莲子 100 克，鸡蛋 1 个，冰糖适量。

做法：

❶ 将莲子洗净，加 3 碗水煮，大火煮开后转小火煮约 20 分钟，至莲子软烂，加冰糖调味。

❷ 将鸡蛋去壳入碗中，将蛋黄挖出，入莲子汤煮滚一下即可食用。

功效：养心除烦，安神固胎。

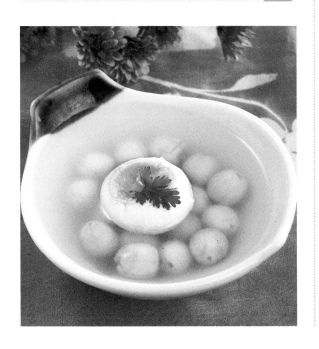

✳ 茼蒿鱼肉汤

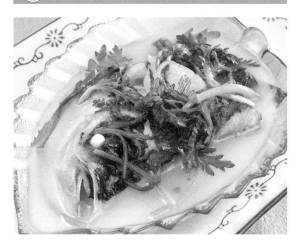

原料：

　　茼蒿 250 克，鳙鱼头 1 个（约 250 克），生姜、精盐、食用油各适量。

做法：

❶ 将茼蒿洗净，将生姜洗净切片，将鱼头去鳃洗净，用刀剁开。

❷ 将锅置于火上，放油烧热，将鱼头煎至微黄色。

❸ 在瓦煲内加适量清水，先用旺火烧开，再放入鱼头、生姜片，改用中火继续煲滚 10 分钟。

❹ 放入茼蒿，待菜熟时加入精盐，调味即成。

功效：补益肝肾，健脑益智。适用于妊娠早期进补。

适合孕一月食用的凉菜

✦ 煮栗子

原料：

栗子仁 250 克。

做法：

将栗子仁煮熟后食用。

特别提示：

鲜栗子易变质霉烂，人吃了发霉的栗子会中毒，因此不能吃变质的栗子。脾胃不好者、风湿病人、糖尿病人、便秘者不宜食用栗子。

功效： 健脾开胃，止吐。适用于妊娠初期孕妇补充叶酸、维生素E、蛋白质，促进胎儿神经系统生长发育，可预防先兆流产。

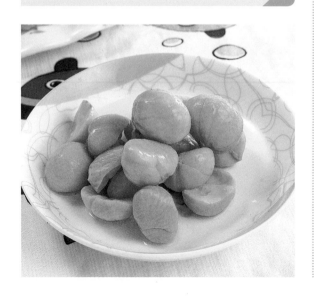

✦ 白切肉

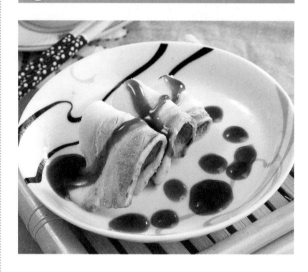

原料：

猪后腿肉 250 克，虾子酱油 3 克。

做法：

❶ 将肉去皮，洗净，放在开水锅中，煮开后撇去浮沫，用文火煮约 1 小时，待用竹筷能插进肉时，可捞出晾冷。

❷ 把晾冷的肉切成肉片，把零碎肉片、肉屑放在盘底，再盖上整齐的肉片，浇入虾子酱油即成。

❸ 另取一碟，放入虾子酱油，食时蘸着吃。

功效： 调和脾胃，适用于孕妇补充营养。

适合孕一月食用的热炒

⊛ 素熘菜花

原料：

菜花 300 克，葱、生姜、淀粉、酱油、白糖、盐、花生油各适量。

做法：

❶ 将菜花洗净切块，倒入沸水中烫一下，捞出控水。将淀粉放入碗中，加入白糖、酱油、盐，调匀成芡汁。将葱、生姜去皮洗净，切丝。

❷ 在炒锅里加入适量花生油烧热，放入葱丝、姜丝爆香，倒入菜花翻炒，加水烧开，倒入调好的芡汁，翻炒均匀即可。

功效： 菜花中含二硫酚硫酮，可降低形成黑色素的酶的形成，减少皮肤色素斑的形成。

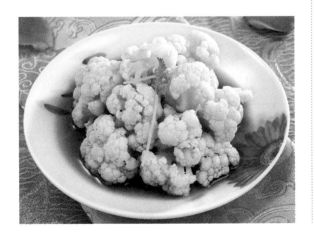

⊛ 油菜炒豆腐

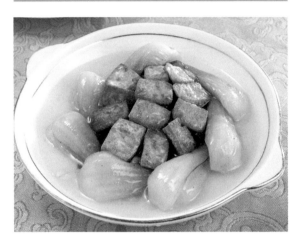

原料：

豆腐 300 克，油菜 200 克，盐、湿淀粉、生姜、花生油、香油、清汤各适量。

做法：

❶ 将豆腐切块，放入热油锅中煎成金黄色，出锅沥油。将油菜择去老叶、根，洗净切段。将生姜洗净，切丝。

❷ 将锅置于火上，加油，烧热后加姜丝煸香，放入油菜段煸炒，加入豆腐、清汤烧沸，放入盐，用湿淀粉勾芡，淋上香油即成。

功效： 此菜有补中益气、生津润燥、清热解毒、清肺止咳的作用。

适合孕一月食用的主食

❋ 粟橘饭

原料：

　　小米适量，橘皮 1 个。

做法：

　　将小米与橘皮煮成饭。

功效： 橘皮味辛、苦，性温，具有理气、润中、燥湿、化痰的功效，可治疗脾胃气滞所致的胸闷心烦等症。

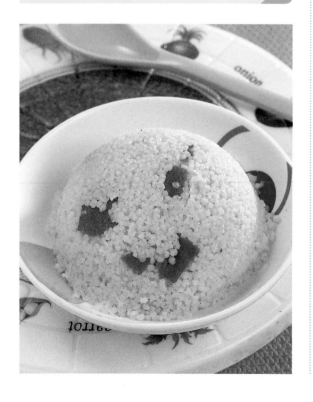

❋ 虾仁枸杞炒饭

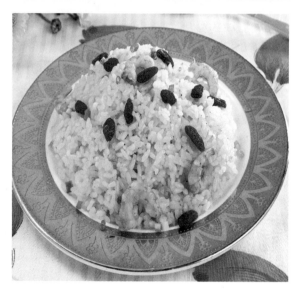

原料：

　　虾仁 50 克，枸杞子 10 克，素油 30 克，米饭 100 克，葱、姜、盐各适量。

做法：

❶ 将虾仁、枸杞洗净，沥干。将姜、葱切末。

❷ 在锅内加素油，武火烧至六成热，加姜、葱、虾仁，中火炒 1 分钟，加米饭翻炒，再加入枸杞子、盐，炒 3 分钟即成。

功效： 滋补肝肾，益气安胎，适用于习惯性流产者怀孕后或先兆流产者食用。

孕一月易出现的不适与饮食对策

很多孕妇在孕一月往往不知道自己已经怀孕。较敏感的人会有畏寒、低热、慵懒、困倦及嗜睡的症状，粗心的孕妇往往误以为自己患了感冒。此时一定不要乱用药物，以免导致胎儿畸形。

孕期疲劳的饮食对策

孕妇的身体承受着额外的负担，孕妇会变得特别容易疲倦、嗜睡、头晕、乏力，这种疲倦感在孕早期尤为明显。专家建议，怀孕期间，孕妇想睡就睡，不必做太多事，尽可能多休息，早睡觉。

◉ 早餐：远离"高 GI"碳水化合物

GI 是指食物血糖生成指数，用来衡量食物对血糖浓度影响的程度。准妈妈想要一整天都保持

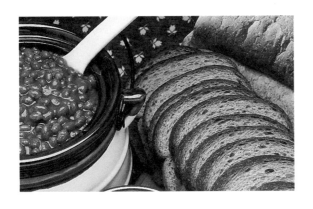

在最佳状态，早餐最为重要。如果早餐只吃两片白面包，上午很快就会感到疲劳。因为精制白面包属于"高 GI"食物，会使血糖迅速升高，随后人体将释放大量的胰岛素，令血糖含量急速下降，从而让人产生疲倦感。

准妈妈早餐应多吃全麦类食物，搭配富含优质蛋白质的食物，这样就会感觉精力充沛。

◉ 午餐：控制淀粉类食物摄入量

午饭过后，准妈妈常常觉得昏昏欲睡。这往往可能是食物惹的祸。如果准妈妈午餐吃了大量米饭或马铃薯等淀粉类食物，就会造成血糖迅速上升，从而产生困倦感。

所以准妈妈午餐时不要吃太多淀粉类食物，应该多吃些蔬菜和水果，以补充维生素，有助于分解早餐所剩余的糖类及氨基酸，从而补充能量。

◉ 晚餐：越简单越好

晚餐千万不要吃太多，因为一顿丰盛、油腻的晚餐会延长消化系统的工作时间，导致机体在夜间依然兴奋，进而影响睡眠质量，使准妈妈感到疲倦。

孕一月常见疾病的饮食调理

预防发热的饮食调理

什么是发热

发热常常是由病原体侵入引起的，有些病原体会影响胎儿发育，引起胎儿畸形。

发热的原因

孕妇除避免发热性疾病外，还应避免其他易导致体温升高的因素，如盛夏中暑、高温作业、剧烈运动等，这些都可使体内产热或散热不良，从而导致高热。

预防发热的饮食对策

孕妇发热期间应多喝水，饮食宜清淡，多吃蔬菜和水果，适当吃些易消化的流质食物。发热期间，孕妇的消化吸收功能多少会受到影响，若像平时一样饮食，可能导致胃肠道功能异常，反而影响身体的康复。所以可待康复后，再恢复正常饮食。

❂ 调理食谱：冬瓜粥

原料：

冬瓜 100 克，杏仁 5 克，粳米 50 克。

做法：

❶ 将冬瓜洗净，切成小块，与淘洗干净的粳米及杏仁一同入锅。

❷ 加水 500 毫升，用旺火烧开，转用小火熬成稀粥。

功效： 适合发烧的准妈妈食用，降温除燥，清热解毒。

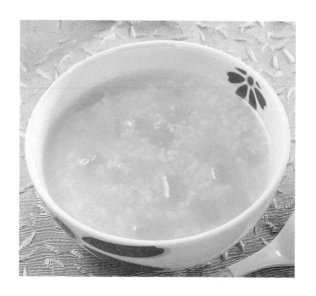

第二部分

准妈妈孕二月饮食

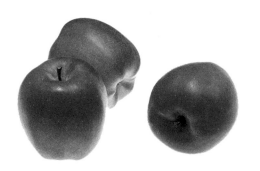

　　孕二月，准妈妈会出现早孕反应，身体的不适感更加明显，食欲变差，心情比较烦躁。此时应多吃一些能开胃健脾、减轻早孕呕吐、使心情愉悦的食品。由于此时腹中胎儿尚小，发育过程中不需要大量营养素，因此准妈妈不必增加食物的摄入。只要能正常进食，并适当增加一些优质蛋白质，就可以满足胎儿生长发育的需要了。

准妈妈孕二月身体的变化

孕二月，妊娠反应始终伴随着准妈妈，怀孕的惊喜被随之而来的不适所代替，这些都是孕早期特有的现象，准妈妈不必过于担心。此时准妈妈的子宫如鹅卵般大小，比未怀孕时稍大一点，但腹部表面还没有增大的迹象。

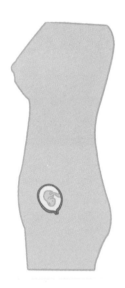

孕二月宝宝的发育状况

孕二月是胎儿脑部及内脏形成、分化的时期，准妈妈应摄入充足的优质蛋白质、必需脂肪酸、各种维生素和矿物质，以保证宝宝的健康发育。

准妈妈孕二月饮食注意事项

❋ 准妈妈孕二月容易出现的不适

孕二月，准妈妈身体慵懒发热，食欲下降，恶心呕吐，情绪不稳，心情烦躁，乳房发胀，乳头时有阵痛，乳晕颜色变暗，有些人甚至会出现头晕、鼻出血、心动过速等症状。

❋ 针对准妈妈不适的饮食对策

◎ 孕二月，由于早孕反应，准妈妈的不适感明显，食欲变差，准爸爸应用心调剂准妈妈的饮食，多做些能减轻早孕呕吐的饭菜，保证准妈妈正常进食。

◎ 准妈妈应注意补充叶酸。

◎ 准妈妈应多吃一些能开胃健脾、使自己心情愉悦的食品。饮食宜清淡、易消化。

◎ 准妈妈应多补充水分、优质蛋白质、必需脂肪酸、维生素和矿物质。

❋ 适合孕二月食用的食物

◎ 开胃健脾的食物有苹果、枇杷、石榴、米粥、鲈鱼、白萝卜、白菜、冬瓜、山药、红枣等。

◎ 多吃各种蔬菜水果，如西红柿、胡萝卜、茄子、白菜、葡萄、橙子等。

◎ 枸杞、杏仁富含矿物质，可冲泡饮用。

准妈妈孕二月饮食指导

准妈妈孕二月营养要素

✳ 适当增加蛋白质的摄入量

孕二月时，腹中胎儿尚小，发育过程中不需要过多的营养素。只要准妈妈能正常进食，并适当增加蛋白质的摄入量，就可以满足胎儿生长发育的需要了。

在孕二月，准妈妈每天应补充 80 克蛋白质。不必追求食物的数量，要注重食物的质量。

✳ 多补充水和矿物质

准妈妈还要注意补充水和矿物质，特别是早孕反应严重的准妈妈，因为剧烈呕吐容易引起人体水盐代谢失衡。准妈妈多吃干果，不仅可以补充矿物质，还可以补充必需脂肪酸，有利于宝宝大脑发育。

✳ 多补充维生素

维生素是胎儿生长发育必需的物质，叶酸、B 族维生素、维生素 C、维生素 A 都是准妈妈在孕二月必须补充的。准妈妈要多吃谷物、新鲜的蔬菜和水果等。

✳ 吃点能够减轻呕吐的食物

如果准妈妈有轻微恶心、呕吐现象，可以吃点能减轻呕吐的食物，如烤面包、饼干、米粥等。干食品能减轻准妈妈恶心、呕吐的症状，稀饭能补充因呕吐失去的水分。为了克服晨吐症状，早晨可在床边准备一杯水、一片面包，或一小块水果、几粒花生米，这些食品可以帮助抑制恶心。

✳ 不必勉强进食脂肪类食物

由于早孕反应，如果准妈妈实在吃不下脂肪类食物，也不必勉强自己，此时机体可以动用自身储备的脂肪。豆类、蛋类、乳类食品也可以补充少量脂肪。

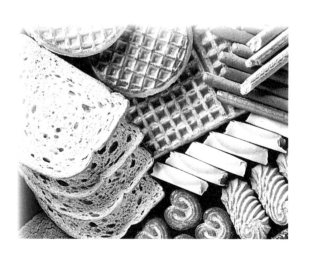

孕二月准妈妈一天食谱参考

孕二月准妈妈一日健康食谱

早餐	豆包或馒头50克,二米粥(大米和小米)1碗,煮鸡蛋1个,蔬菜或咸菜适量
加餐	牛奶1杯,苹果1个
午餐	青椒炒瘦肉丝,拌黄瓜,五香卤鸭,面条150克
加餐	烤馒头片50克,橘子1个
晚餐	西红柿炒鸡蛋,清炒胡萝卜,红烧黄鱼,米饭100克

准妈妈要保证吃早餐

有的准妈妈有不吃早餐的不良习惯,这对身体非常不利。如果准妈妈不吃早餐,不仅饿了自己,也饿了胎儿,不利于自身健康和胎儿的发育。为了克服早晨不想吃饭的习惯,准妈妈可以试着做以下事情:

☀ 稍早点起床,早饭前活动一段时间

准妈妈在早餐前可以先散散步、做做操或参加家务劳动等,激活器官功能,促进食欲,加速前一天晚上剩余热量的消耗,以产生饥饿感,促使自己多吃早饭。

☀ 早晨起床后,饮一杯温开水

温开水的刺激和冲洗作用可以激活器官功能,使肠胃功能活跃起来。体内血液被水稀释后,可增加血液的流动性,进而活跃各器官功能。

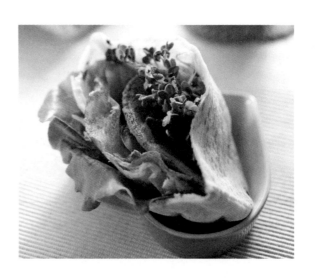

·爱心提示·

准妈妈应养成早晨起来排大便的习惯,既有利于及时排出肠内废物,也有利于进食早餐。

准妈妈不宜多吃晚餐

有些孕妇白天工作忙碌，晚上则大吃特吃，这对健康不利。晚饭既是对下午劳动消耗的补充，又是对夜间营养需求的供应。晚饭后人的活动有限，人体在夜间对热量和营养物质的需求量不大，特别是睡眠时，只要提供较少的热量和营养物质，使身体维持基础代谢需要即可。

如果孕妇晚饭吃得过饱，就会增加胃肠负担。特别是如果孕妇在饭后不久就睡觉，人在睡眠时胃肠活动减弱，更不利于消化食物。

·健康小百科·

晚餐宜少，并以稀软清淡为宜，这既有利于消化，也有利于睡眠，还可为胎儿正常发育提供条件。

准妈妈饮食不宜饥饱不一

饥饱不均会造成孕妇肠胃不适。有的孕妇对饮食不加节制，大吃特吃。吃得过饱会造成孕妇肠胃不适，体内大量血液集中到胃里，造成胎儿供血不足，影响胎儿生长发育。有的准妈妈长期饮食过量，这样不但会加重胃肠负担，还会造成胎儿发育过大，导致难产。

如果准妈妈吃得过少，就会使胎儿得不到足够的营养。有的孕妇由于妊娠反应的干扰，不愿吃饭，可能孕妇本人并不觉得饥饿，但实际上这样会导致孕妇营养不良，对孕妇健康和胎儿生长发育均不利。

准妈妈不宜全吃素食

有些妇女担心发胖，平时饮食以素食为主，怀孕后加上妊娠反应，就更不想吃荤食了，结果就全吃素食。这种做法很不科学。孕妇全吃素食，会造成牛磺酸缺乏。

孕妇对牛磺酸的需要量比平时要多，本身合成牛磺酸的能力又有限，素食中很少含有牛磺酸，而荤食大多含有一定量的牛磺酸。孕妇只吃素食，久而久之，会造成牛磺酸缺乏。如果孕妇缺乏牛磺酸，新生儿出生后易患视网膜退化症，个别甚至发生失明。

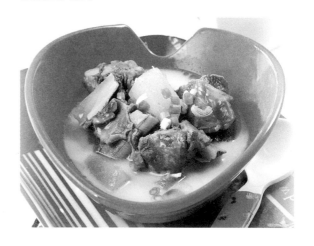

准妈妈不宜多吃油条

◉ 油条中的铝元素会影响胎儿大脑发育

炸油条时，每500克面粉就要用15克明矾。明矾是一种含铝的无机物。如果孕妇每天吃两根油条，就等于吃了3克明矾。这样天天积蓄起来，其摄入的铝量就相当惊人了。孕妇体内的铝元素会通过胎盘侵入胎儿的大脑，影响胎儿大脑发育，增加痴呆儿的发生率。

◉ 过多摄入铝元素对人的大脑极为不利

科学家研究发现，因痴呆而死亡的病人大脑中含有高浓度的铝元素。由此可见，过多摄入铝元素对人的大脑极为不利。因此，准妈妈不宜多吃油条。

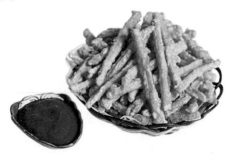

准妈妈不宜多食酸性食物

孕妇在妊娠早期会出现挑食、食欲不振、恶心、呕吐等早孕症状，不少人嗜好酸性饮食，但一定要注意不宜多食。

◉ 孕早期准妈妈多食酸性食物的危害

研究发现，母体摄入的酸性药物或其他酸性物质容易大量聚集在胎儿组织中，影响胚胎细胞的正常分裂增殖与生长发育，并易诱发遗传物质突变，导致胎儿畸形。因此，孕妇在妊娠初期不宜服用酸性药物或食用酸性食物。

◉ 准妈妈应选择营养丰富且无害的天然酸性食物

如果孕妇确实喜欢吃酸性食品，应选择营养丰富且无害的天然酸性食物，如西红柿、樱桃、杨梅、石榴、海棠、橘子、草莓、酸枣、葡萄等新鲜水果和蔬菜。这些食品既可改善孕后发生的胃肠道不适症状，又可增进食欲和增加多种营养素，可谓一举多得。

·爱心提示·

孕妇要多吃蔬菜等素食，同时应注意荤素搭配。从荤菜中可以摄取一定数量的牛磺酸，以保证胎儿正常发育的需要。

准妈妈要适量吃豆类食品

◉ 大豆富含人体所必需的氨基酸

　　大豆中蛋白质的含量为40％，不仅含量高，而且是符合人体智力活动需要的植物蛋白。谷氨酸、天冬氨酸、赖氨酸、精氨酸在大豆中的含量分别是米中的6倍、6倍、12倍、10倍，这些都是脑部所需的重要营养物质，可见大豆是很好的健脑食品。

◉ 大豆富含多不饱和脂肪酸

　　大豆中脂肪的含量也很高，约占20％。在这些脂肪中，亚油酸、亚麻酸等多不饱和脂肪酸又占80％以上，这也说明大豆是高级的健脑食品。

　　与黄豆相比，黑豆的健脑作用更加明显。孕妇适量吃豆制品，会对胎儿智力发育有益。

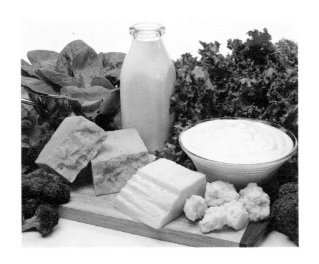

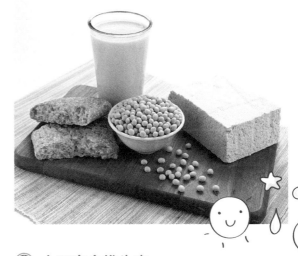

◉ 大豆富含维生素

　　毛豆是灌浆后尚未成熟的大豆，含有较多的维生素C，煮熟后食用，是健脑的好食品。

　　在豆制品中，发酵大豆（也叫豆豉）含有丰富的维生素B_2，其含量比一般大豆高约1倍。维生素B_2在谷氨酸代谢中起着非常重要的作用，而谷氨酸是脑部的重要营养物质，人多吃发酵大豆可提高记忆力。

◉ 豆腐、豆浆都是健脑食品

　　豆腐中蛋白质的含量为35.3％，脂肪含量为19％，是非常好的健脑食品。油炸豆腐、冻豆腐、豆腐干、豆腐片等都是健脑食品，可搭配食用。

　　豆浆中亚油酸、亚麻酸等多不饱和脂肪酸含量都相当高，是比牛奶更好的健脑食品。孕妇应经常喝豆浆，或与牛奶交替食用。

准妈妈不宜过量吃的水果

⊛ 山楂

　　山楂虽然可以开胃，但对孕妇子宫有兴奋作用，可促进子宫收缩。如果孕妇大量食用山楂或山楂制品，就有可能刺激子宫收缩，从而导致流产。尤其是以往有过自然流产史或怀孕后有先兆流产症状的孕妇，更应忌食山楂。

⊛ 葡萄

　　葡萄有补血、消除疲劳、利尿、增进食欲的作用，但如果孕妇吃葡萄过多，易产生内热、腹泻等症状。另外葡萄含糖量较高，便秘者不宜多食。

⊛ 梨

　　梨有止咳、润肺、利尿、通便的功效，但若孕妇吃梨过多，则会损伤脾胃。

⊛ 柿子

　　柿子有降压止血、消热解渴等功效，但其性寒，孕妇不宜食用。若孕妇空腹大量食用柿子，其含有的单宁、果胶，与胃酸、食物纤维混合，在胃里易形成结石。特别是刚吃过富含蛋白质的螃蟹后，不宜立即吃柿子，否则会形成结石，造成消化道梗阻。

⊛ 苹果

　　苹果有生津、健脾胃、补心益气、降压、助消化、通便、润肺化痰、止咳等功效，但过量食用会损害肾脏。另外，苹果含有发酵糖类，这是一种较强的腐蚀剂，多食易引起龋齿，所以孕妇食后应及时刷牙或漱口。

准妈妈不宜多吃菠菜

　　菠菜中的草酸会影响人体对锌、钙的吸收。锌和钙是人体不可缺少的矿物质，如果被草酸破坏，将给孕妇和胎儿健康带来损害。如果体内缺锌，人就会感到食欲不振、味觉下降。儿童缺钙，可能发生佝偻病，出现鸡胸、"O"形腿以及牙齿生长迟缓等现象。

　　孕妇不宜多吃菠菜，即使吃少量菠菜，也要在做菜前把菠菜放入开水中焯一下，以减少草酸的含量。

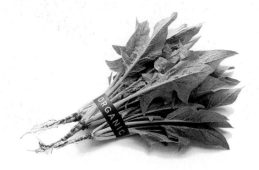

准妈妈不宜吃热性香料

八角、茴香、花椒、胡椒、桂皮、五香粉、辣椒粉等都属于热性香料，孕妇如果常食用这些热性香料，会对健康不利。

孕妇食用热性香料，容易导致便秘或粪石梗阻。妇女在怀孕期间，体温相应升高，肠道也较干燥。香料性大热，具有刺激性，很容易消耗肠道水分，使胃肠腺体分泌减少，造成肠道干燥、便秘或粪石梗阻。孕妇便秘会影响胎儿发育。肠道发生秘结后，孕妇必然用力屏气解便，这样就会引起腹压增大，压迫子宫内的胎儿，易造成胎动不安、胎儿发育畸形、羊水早破、自然流产、早产等不良后果。

准妈妈不宜吃桂圆

桂圆能养血安神，生津液，润五脏，是一味良好的食疗佳品。但是，桂圆性味甘温，因此内有痰火者及患有热病者不宜食用，尤其是孕妇，更不宜进食。

✳ 性热的桂圆会增加孕妇内热

妇女怀孕后，阴血偏虚，阴虚则滋生内热，因此孕妇往往有大便干燥、小便短赤、口干、肝经郁热等症状，如果这时再食用性热的桂圆，非但不能产生补益作用，反而会增加内热，容易发生动血动胎、漏红、腹痛、腹胀等先兆流产症状，严重者可导致流产。

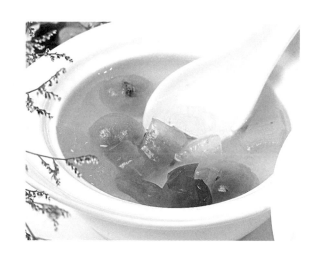

✳ 体质好的产妇分娩时无须服用桂圆汤

一些体质虚弱的产妇在分娩时会服用桂圆汤（以桂圆为主，加入红枣、红糖、生姜，用水煎煮而成），这是因为分娩时要消耗较大的体力，体虚的产妇往往容易出现手足软弱无力、头晕、出虚汗等症状，喝一碗桂圆汤，对增加体力、帮助分娩都有一定好处，但体质好的产妇在分娩时无须喝桂圆汤。

·健康小百科·

我国医学一贯主张胎前宜清热凉血。桂圆性甘温，如果孕妇食用桂圆，不仅不能保胎，反而易出现漏红、腹痛等先兆流产症状。因此，孕妇是不宜吃桂圆的。

准妈妈孕二月食谱

适合孕二月饮用的饮料

✖ 丝瓜花绿豆饮

原料：

　　鲜丝瓜花 8 朵，绿豆 60 克，白糖 30 克。

做法：

❶ 将鲜丝瓜花、绿豆洗净，去沙和杂质。

❷ 将绿豆、丝瓜花同放炖锅内，加适量水，置武火上烧沸，再用文火煎煮 35 分钟，停火，过滤去渣，加入白糖，盛入碗内搅匀即成。

用法：

　　每日 1 次，每次饮 150 克。

功效： 清热解毒，消炎止痒，适用于孕早期各种瘙痒症。

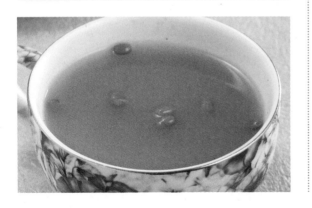

适合孕二月食用的粥

✖ 莲子甘薯粥

原料：

　　糯米 100 克，莲子肉、甘薯各 60 克，白糖适量。

做法：

❶ 将莲子肉、甘薯用水泡软，冲洗干净。将糯米淘洗干净。

❷ 将莲子肉、甘薯、糯米一起放入锅中煮成粥，粥熟调入白糖，稍煮即可。

功效： 此粥有补肾安胎的作用。适用于妊娠早期孕妇食用，可预防先兆流产，能增加营养。

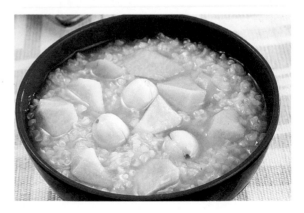

✺ 菠菜粥

原料：

菠菜 250 克，大米 250 克，食盐适量。

做法：

❶ 将菠菜洗净，在沸水中烫一下取出，切成段。

❷ 将米煮成粥，再加入菠菜段小煮，加盐调味即可。

功效：养血润燥，适用于孕妇贫血、大便秘结、高血压等症。

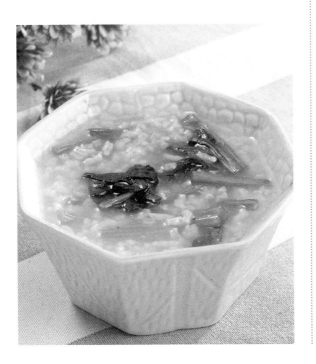

✺ 小米海参粥

原料：

小米 50 克，水发海参 100 克，红糖适量。

做法：

❶ 将小米洗净，放入锅中，加水熬成粥。

❷ 在小米粥中加入水发海参，再熬片刻，放入红糖搅匀即可。

功效：此粥可补充蛋白质、维生素、矿物质。

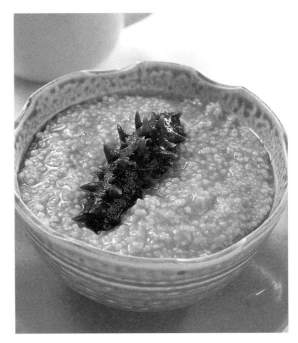

适合孕二月食用的汤煲

✺ 养血安胎汤

原料：

鸡 1 只，姜 2 片，石莲子、川续断各 12 克，菟丝子、阿胶各 18 克，盐适量。

做法：

❶ 将鸡洗净，放入滚水煮 3 分钟，取出放入炖盅。将石莲子、川续断、菟丝子放入煲汤袋，同放瓦煲内，注入清水，煎 30 分钟。

❷ 将煎汁加入炖盅，放入姜片、阿胶，加盖隔水炖 3 小时，下盐调味即可。

功效： 此汤对孕期食欲不振、腰痛、下腹坠胀等症具有很好的疗效。

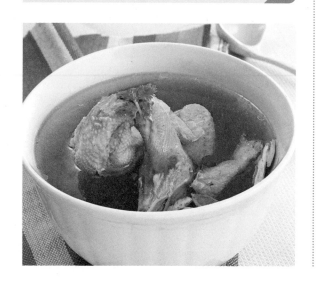

✺ 柠檬猪肺汤

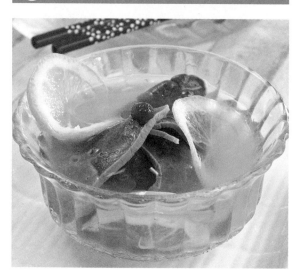

原料：

柠檬 30 克，猪肺 1 只，料酒、盐、姜、葱各适量。

做法：

❶ 将猪肺反复冲洗后，切成 4 厘米长、3 厘米宽的块。将柠檬洗净，切薄片，将姜拍松，将葱切段备用。

❷ 将猪肺、姜、葱、柠檬、料酒一同放入炖锅，加适量水。将炖锅置武火上烧沸，撇去浮沫，再用文火炖煮 45 分钟，加入盐，搅匀即成。

功效： 理气开胃，化痰止咳，适用于孕妇食欲不振、食入即吐、咳嗽痰多等症。

适合孕二月食用的凉菜

⊛ 西红柿拌黄瓜

原料：

西红柿 200 克，黄瓜 50 克，酱油、糖、香油各适量。

做法：

❶ 将西红柿洗净，用开水烫后去皮，切薄片。将黄瓜用开水烫一下，切片。

❷ 将西红柿片、黄瓜片装入盆或碗中，把酱油、糖、香油合在一起浇上即成。食时拌匀。

功效： 生津止渴，健胃消食，适用于孕妇夏季保健。

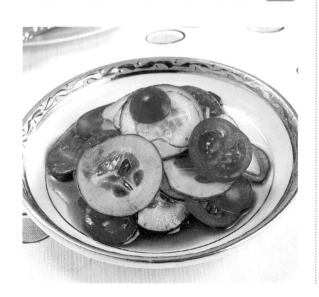

⊛ 芝麻拌菠菜

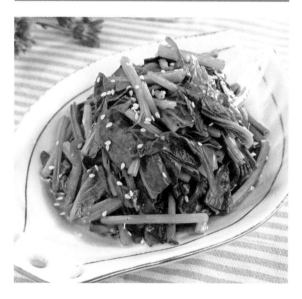

原料：

菠菜 100 克，鸡汤 10 毫升，白芝麻 10 克，盐、酱油各适量。

做法：

❶ 将菠菜在淡盐水中焯水，沥干，待用。

❷ 将焯水后的菠菜切成 4 厘米长的小段，拌入鸡汤和酱油，撒上白芝麻，拌匀，装盘即可。

功效： 菠菜含有较多的维生素和矿物质，适合准妈妈孕早期补充叶酸等营养素，有健脾和中、润肠通便等功效。

适合孕二月食用的热炒

✳ 鱿鱼炒茼蒿

原料：

鱿鱼400克，嫩茼蒿400克，葱花、姜丝、盐、花生油、料酒各适量。

做法：

❶ 将鱿鱼去头，洗净切丝，用开水余一下捞出。将茼蒿去叶去头，洗净切段。

❷ 在炒锅内注油，烧热，下入葱丝、姜丝爆锅，放入茼蒿煸炒至变软，加入鱿鱼丝稍加翻炒，调味，出锅即成。

功效： 健脾消肿，消热解毒，营养丰富。

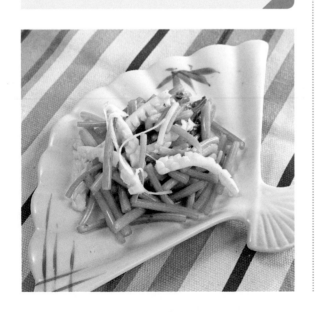

✳ 蚝油菜花

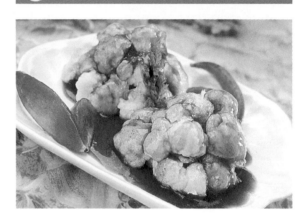

原料：

菜花400克，香油、虾子酱、盐、蚝油、白糖、绍酒、葱花、干淀粉、湿淀粉、花生油各适量。

做法：

❶ 将菜花洗净掰朵，随凉水下锅，加盐煮熟后捞出，滚上干淀粉。将虾子酱、盐、蚝油、白糖、绍酒、湿淀粉放入碗内，调成芡汁。

❷ 将锅置于火上，放入花生油，烧至七成熟，下菜花炸至金黄色，捞出沥油。

❸ 锅内留底油，下葱花略煸，投入菜花，倒入芡汁，翻炒均匀，淋入香油，盛入盘内即成。

功效： 菜花富含维生素C、核黄素和胡萝卜，经常食用能有效补充维生素。

⊛ 蒜香茄子

原料：

茄子200克，西红柿100克，大蒜、植物油、老抽、盐、糖各适量。

做法：

❶ 将茄子洗净切块，用油炸。

❷ 将整瓣大蒜炒香，加入西红柿，煸炒至有红油浸出，再加入炸好的茄子块，加老抽、盐、糖等调味即成。

功效： 营养丰富，消肿止疼。

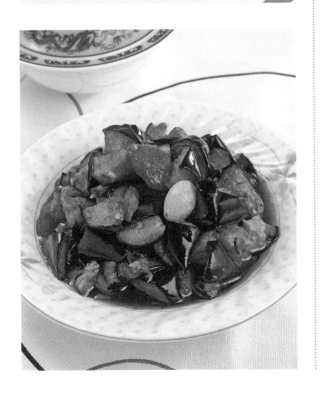

⊛ 清炒胡萝卜

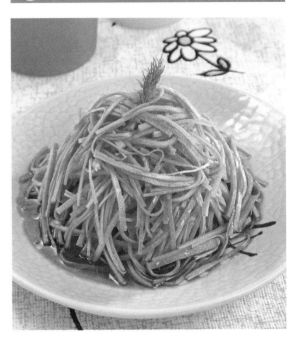

原料：

胡萝卜200克，葱、油、盐、糖、酱油各适量。

做法：

❶ 将胡萝卜去皮，切成薄片，然后快刀切丝，将葱切丝。

❷ 将油烧至九成热，把葱放入油锅，爆出香味。将切好的胡萝卜丝倒入锅中，翻炒约5分钟，放盐、糖、酱油，加3汤匙水，翻炒即成。

功效： 富含胡萝卜素和多种维生素等营养成分。

适合孕二月食用的主食

✳ 猪肉酸菜包

原料：

面粉 400 克，猪肉 150 克，酵母适量，酸菜丝 700 克，猪油、香油各 50 克，酱油、葱花、花椒面、盐、碱面、姜末各适量。

做法：

❶ 将猪肉剁末，用猪油炒至断生，加酱油、盐炒匀，出锅晾凉，加葱花、姜末、花椒面、香油及酸菜丝，拌成馅。

❷ 将面粉放入盆内，加酵母和温水，和成面团，发酵，待面发起，兑碱，揉匀稍饧，搓成条，揪剂子，揉圆压皮。皮中心放馅，捏褶收口，入笼屉，蒸熟。

> **功效：** 醒脾开胃，增进食欲。适宜孕妇在孕早期食用。

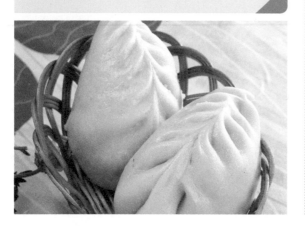

✳ 青柠饭

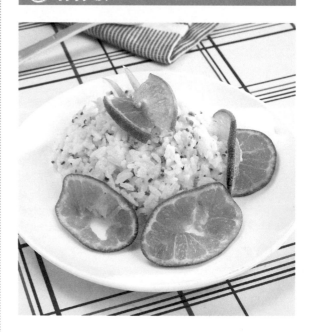

原料：

香米 200 克，青柠檬 1 只，精盐适量。

做法：

❶ 将青柠檬去皮，切末。

❷ 将香米淘净，加入青柠檬皮末、盐、水，煮 15 分钟，做成饭团，放到餐盘中，上面放青柠片装饰即可。

> **功效：** 适合早孕期间食欲不振、喜食酸味者食用。

孕二月易出现的不适与饮食对策

孕二月，准妈妈身体常常慵懒发热，食欲下降，恶心呕吐，情绪不稳，心情烦躁，乳房发胀，乳头时有阵痛，乳晕颜色变暗，有些准妈妈甚至会出现头晕、鼻出血、心动过速等症状。

早孕反应的饮食对策

在孕早期，准妈妈会出现食欲不振、挑食、轻度恶心、呕吐、头晕、倦怠，甚至低热等早孕反应，这是孕妇特有的正常生理反应。早孕反应一般在妊娠第 6 周出现，以后逐渐明显，在第 9 ～ 11 周最重，一般在停经 12 周前自行缓解、消失。大多数孕妇能够耐受，对生活和工作影响不大，无须特殊治疗。

早孕反应中有一种情况是妊娠剧吐，起初为一般的早孕反应，但逐日加重，表现为反复呕吐，除早上起床后恶心及呕吐外，甚至闻到做饭的味道、看到某种食物就呕吐，吃什么，吐什么，呕吐物中出现胆汁或咖啡渣样物。

由于严重呕吐和长期饥饿缺水，机体便消耗自身脂肪，使其中间代谢产物——酮体在体内聚集，引起脱水和电解质紊乱，形成酸中毒和尿中酮体阳性。孕妇皮肤发干、变皱，眼窝凹陷，身体消瘦，严重影响身体健康，甚至威胁孕妇生命。

早孕反应期间，孕妇胃口欠佳，有的孕妇会出现偏食。如果不能吃就不吃或一味忌口，营养摄入就会减少，不但会导致母体虚弱，也会影响胎儿。

妊娠期间，准妈妈的饮食原则是在能吃的时候，尽可能吃想吃的东西，均衡摄取营养，多吃营养价值高的食品。在早孕反应期间，准妈妈不必过分拘泥于按时进食及营养平衡。尽量选择自己爱吃的食物，想吃什么就吃什么，尽量吃进一些东西。

酸味食物含有的柠檬酸可增加食欲，促进糖类代谢，准妈妈可适当吃些酸味食物，但还要注意少食多餐，防止消化不良。反复呕吐会使体内水分不足，要多吃些水果、蔬菜，多喝水，及时补充水分。

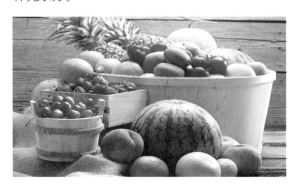

孕期食欲不振的饮食对策

妊娠早期准妈妈会出现食欲不振，严重者甚至无法进食，导致准妈妈缺乏各种营养素，从而影响健康。为防止因早孕反应引起孕妇营养不良，要设法促进孕妇的食欲，在食物的选择、加工及烹调过程中，注意食物的色、香、味，同时根据个人的经济能力、地理环境、季节变化来选择食物，使孕妇均衡摄入营养。

⊛ 调理食谱：酸甜黄瓜

原料：

黄瓜 200 克，醋、酱油、糖、香油各适量。

做法：

❶ 将黄瓜用开水烫一下，切成片。

❷ 将黄瓜片装入碗中，把醋、酱油、糖、香油浇在上面，拌匀即成。

> **功效：** 酸甜可口，健脾开胃。

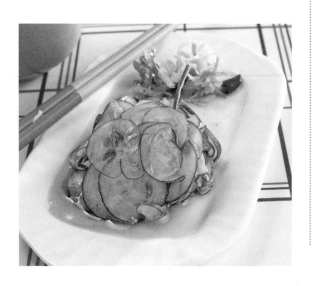

⊛ 调理食谱：西红柿烧菜花

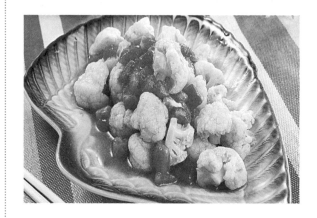

原料：

西红柿 200 克，菜花 300 克，葱花、姜片、盐、花生油各适量。

做法：

❶ 将西红柿洗净，去皮，切块。将菜花洗净，切块，用沸水焯熟。

❷ 在锅内加油，放葱、姜炒香，下入西红柿煸炒至糊状，放入菜花炒匀，加盐调味。

> **功效：** 促进食欲，抗癌防癌，保护心血管。

孕二月常见疾病的饮食调理

预防先兆流产的饮食调理

✳ 什么是先兆流产

先兆流产是指出现流产的先兆，但尚未发生流产。具体表现为已经确诊宫内怀孕，胚胎依然存活，阴道出现少量出血，并伴有腹部隐痛。通常先兆流产时阴道出血量并不多，不会超过月经量。先兆流产是一种过渡状态，如果经过保胎治疗后出血停止，症状消失，就可继续妊娠；如果保胎治疗无效，流血增多，就会发展为流产。

✳ 先兆流产的原因

先兆流产的原因比较多，例如孕卵异常、内分泌失调、胎盘功能失常、血型不合、母体全身性疾病、过度精神刺激、生殖器官畸形及炎症、外伤等，均可导致先兆流产。

✳ 预防先兆流产的饮食对策

先兆流产患者日常饮食宜忌	
宜	宜食清淡、易消化、富有营养的食物，可多吃豆制品、瘦肉、鸡蛋、猪心、猪肝、猪腰汤、牛奶等
	不同证型宜进不同食物。气虚者宜多吃补气固胎的食物，如鸡汤、小米粥等。血虚者宜益血安胎，宜食糯米粥、黑木耳、大枣、羊肉、黑豆等。血热者宜清热养血，宜食丝瓜、芦根、山药、南瓜等
忌	不论证型虚实，均忌食薏米、肉桂、干姜、桃仁、螃蟹、兔肉、山楂、冬葵子等
	血热者忌辛辣刺激、油腻及偏湿热的食物，如辣椒、羊肉、狗肉、猪头肉、姜、葱、蒜、酒等

✳ 调理食谱：什锦甜粥

原料：

小米 200 克，大米 100 克，绿豆 50 克，花生米 50 克，红枣 50 克，核桃仁 50 克，葡萄干 50 克，红糖适量。

做法：

❶ 将小米、大米淘洗干净。将绿豆淘洗干净，浸泡半小时。

❷ 将红枣、花生米、核桃仁、葡萄干全部洗净。

❸ 将绿豆放入锅里，加少量水，煮至七成熟时，向锅内加入开水，放入小米、大米、花生米、红枣、核桃仁、葡萄干，再加入红糖搅匀，开锅后改用小火煮熟烂即可。

功效： 香甜利口，营养丰富，碳水化合物和维生素含量丰富，是孕妇十分理想的粥品。

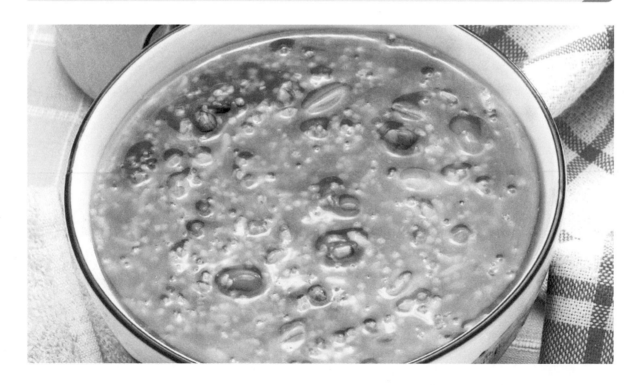

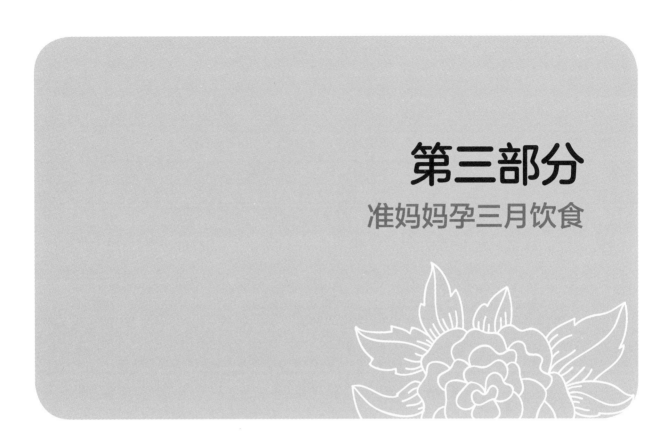

第三部分

准妈妈孕三月饮食

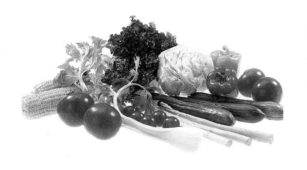

　　孕三月，孕妇仍可能有早孕反应，情绪仍会波动，还容易发生便秘，应多吃富含纤维素的新鲜蔬菜。第三个月是胎儿大脑和骨骼发育的初期，要注意必需脂肪酸、钙、磷等营养素的摄入，还要补充适量维生素，包括叶酸。孕三月，准妈妈要尽量保证蛋白质的摄入量，可以多方面摄入，植物蛋白质和动物蛋白质都可以。准妈妈还应保证碳水化合物的摄入量。只要保证食物、饮料的多样化，一般可以满足身体对矿物质的需求。

准妈妈孕三月身体的变化

准妈妈在孕三月仍会有孕吐现象，子宫如拳头般大小，向前会压迫膀胱，造成尿频。准妈妈还容易发生便秘。

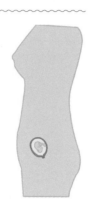

孕三月宝宝的发育状况

孕三月底，胎儿身长约6厘米，体重约14克。胎儿尾巴消失，眼、鼻、口、耳等器官清晰可辨，手指、足趾形成。胎儿的肾脏开始产生尿液，成为羊水的来源之一。孕三月是胎儿大脑和骨骼发育的初期，准妈妈要注意蛋白质、脂肪、钙、磷等营养素的摄入。

准妈妈孕三月饮食注意事项

⊛ 准妈妈孕三月容易出现的不适

◎ 尿频与便意：此时子宫会压迫膀胱，当尿液积累到某一程度时，准妈妈便有尿意，须勤跑洗手间，造成尿频。直肠一被刺激，就有便意。

◎ 下腹痛：孕妇两侧腹痛，有可能是由胀大的子宫拉扯两侧固定子宫位置的韧带引起。腹痛通常发作于孕妇做某些动作时，如突然站立、弯腰、咳嗽及打喷嚏等。

◎ 头痛：由于激素的作用，孕妇脑部血流易发生改变，因此会引起头痛。鼻窦炎、视力不良、感冒、睡眠不足等，也可能引起头痛。

◎ 白带增加：由于激素的作用，孕妇阴道内酸碱度改变，易发生真菌感染。白带增加、局部瘙痒、烧灼感是真菌感染常见的症状。

⊛ 针对准妈妈不适的饮食对策

准妈妈应保证水分、蛋白质、碳水化合物、必需脂肪酸、维生素和矿物质的摄入，增强机体免疫力，预防感染。多吃富含纤维素的食物，以防便秘。

⊛ 适合孕三月食用的食物

富含蛋白质的食物包括口蘑、松蘑、猴头菇、芸豆、绿豆、蚕豆、牛蹄筋、海参、贝类、牛奶等。富含纤维素的蔬菜包括芹菜、韭菜、菠菜、豆角、豆芽、胡萝卜等。

准妈妈孕三月饮食指导

孕妈咪三月营养要素

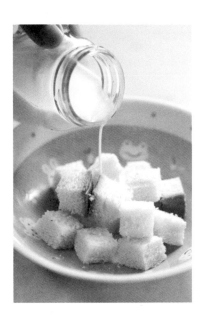

◉ 准妈妈要尽量保证蛋白质的摄入量

准妈妈要尽量保证蛋白质的摄入量，植物蛋白质和动物蛋白质都可以。

◉ 准妈妈要保证矿物质的摄入量

准妈妈一定要保证必需脂肪酸、维生素、钙、磷等营养素的摄入量。只要保证食物、饮料的多样化，一般可以满足机体的需求。枸杞和杏仁都含有钙、铁、磷、钾、锌、硒等矿物质，用它们冲泡饮用，不仅可以补充矿物质，而且可以增强机体的免疫力。

孕三月准妈妈一天食谱参考

孕三月准妈妈一日健康食谱

早 餐	花卷 50 克，米粥 1 碗，鸡蛋 1 个，蔬菜或咸菜适量
加 餐	牛奶 1 杯，麦麸饼干 2 片，苹果 1 个
午 餐	香椿芽拌豆腐，糖醋黄鱼，扒银耳，酸辣猪血豆腐汤，米饭 100 克
加 餐	消化饼 2 片，橘汁 1 杯
晚 餐	蘑菇炖豆腐，香干芹菜，清蒸鱼，蛋黄莲子汤，面条 1 碗

准妈妈饮食状况会影响宝宝未来寿命

研究表明，膳食结构合理的实验白鼠所生出来的后代活得更健康，更长寿。而那些在母体里得不到良好营养供给的白鼠寿命较短。由于得不到良好的营养供应，白鼠胎儿的一些关键器官（如肾脏）受到了损害。

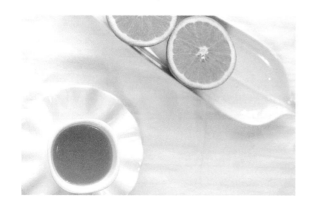

研究人员表示，尽管他们的研究结果不能直接用于解释人类的健康问题，但可以证实出生体重过轻的婴儿在长大成人后更容易患心血管等疾病与其在母体中的营养供应不足有关。

· 爱心提示 ·

根据实验结果推算，妊娠期间，孕妇的营养供应状况对孩子寿命的影响很大，甚至可以决定孩子是活到 50 岁还是活到 75 岁。

准妈妈不宜节食

某些年轻的孕妇怕怀孕发胖，影响自身体形，或怕胎儿太胖，生育困难，于是常常节制饮食，尽量少吃。这种只想保持自身形体美而不顾母子身体健康的做法是十分有害的。

妇女怀孕后，子宫要增重 1 千克，乳房要增重 450 克，还需贮备脂肪 4.5 千克，胎儿重 3~4 千克，胎盘和羊水重 900~1800 克，总之，妇女在孕期要比孕前增重约 11 千克，这需要摄入很多营养物质，所以孕妇体重增加、身体发胖都是必然和必要的，孕妇不必担心。不仅孕妇需要营养，胎儿也需要营养，孕妇节食有害无益。

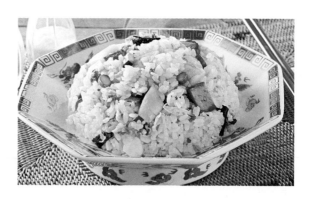

· 健康小百科 ·

孕妇营养不足，易发生早产、流产、死胎，孕妇自身也会出现水肿、贫血、腰酸腿痛、免疫力下降等症状。

准妈妈营养不良害处多

◉ 害处一：胎儿和新生儿死亡率高

据世界卫生组织统计，新生儿及产妇死亡率较高的地区，母子营养不良的情况比较普遍。营养不良的胎儿和新生儿的生命力较差，不能经受外界环境中各种不利因素的冲击。此外，某些先天畸形也与母子缺乏营养有关。

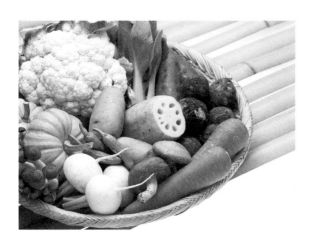

◉ 害处二：新生儿体重下降和早产儿增多

调查表明，新生儿的体重与母亲的营养状况有密切关系。据国外对 216 名孕妇的营养状况调查，营养状况良好者，婴儿出生时的平均体重为 3866 克；营养状况极差者，婴儿出生时的平均体重为 2643 克。

◉ 害处三：贫血

营养不良会导致孕妇贫血，容易造成早产，并使新生儿死亡率增高。孕妇贫血会使婴儿肝脏缺少铁储备，婴儿易患贫血。

◉ 害处四：对婴儿智力发育产生不良影响

人类脑细胞发育最旺盛的时期为妊娠最后 3 个月至出生后 1 年内，在此期间，最易受营养不良的影响。孕妇营养不良会使胎儿脑细胞的生长发育延缓，DNA 合成缓慢，影响脑细胞增殖和髓鞘的形成，所以母体营养状况可能会直接影响孩子脑组织成熟过程和智力的发展。

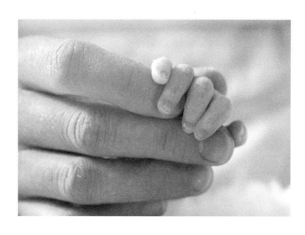

准妈妈营养补充小窍门

女性怀孕后，为了胎儿的健康成长，特别需要注重营养的补充。但是，补充营养不等于盲目进食，准妈妈要注意以下几个方面：

◎ 不要过多地增加主食，而应增加副食品的种类和数量，尤其要注意摄入足够的优质蛋白质。

◎ 饮食要多样化，避免挑食、偏食，做到营养均衡全面。

◎ 饮食要做到因人而异，根据孕妇的具体情况安排膳食，使饮食尽可能地符合孕妇的需求，避免盲从。

◎ 常吃精米、精面的孕妇应多补充 B 族维生素，而常吃杂粮和粗粮者则不必多做补充。

◎ 夏季可多吃新鲜蔬菜，秋季可多吃新鲜水果。

◎ 身材高大、劳动量和活动量大的孕妇应多补充一些营养物质。

◎ 不喜欢吃肉、蛋、乳制品的孕妇易缺乏优质蛋白质，可适当多吃豆类和豆制品，补充优质蛋白质。

准妈妈要多摄入"脑黄金"

DHA（二十二碳六烯酸）和脑磷脂、卵磷脂等物质合在一起被称为"脑黄金"。"脑黄金"对于孕妇来说，具有重要意义，孕妇应摄入足量"脑黄金"。

✹ "脑黄金"能预防早产，增加婴儿出生时的体重

服用"脑黄金"的孕妇妊娠期较长，早产率相较于一般产妇有所下降，产期平均推迟 12 天，婴儿出生体重平均增加 100 克。

✹ 充分摄入"脑黄金"能促进婴儿大脑和视网膜的正常发育

人的大脑中有 65％是脂肪类物质，其中多烯脂肪酸 DHA 是脑脂肪的主要成分。它们对胎儿的大脑细胞，特别是神经传导系统的生长、发育起着重要作用。

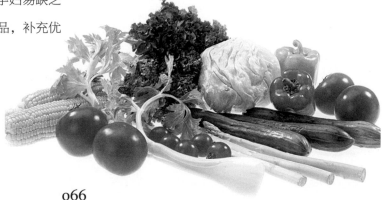

为补充"脑黄金"，除服用含"脑黄金"的营养品外，准妈妈还要多吃些富含 DHA 的食物，如核桃仁等坚果类食品，以及海鱼、鱼油、甲鱼等。

同时，为保证婴儿对"脑黄金"的充分摄入，产妇应尽量坚持母乳喂养。

·健康小百科·

每100毫升母乳中"脑黄金"的含量，美国大约为 7 毫克，澳大利亚为 10 毫克，日本为 22 毫克。因此，日本儿童的智商普遍高于欧美儿童。我国产妇乳汁中"脑黄金"的含量远远达不到这一标准，我国婴儿更容易缺乏"脑黄金"。

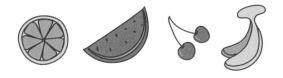

准妈妈要摄入足够的热能

孕妇在妊娠期间能量消耗要高于未妊娠时期，对热能的需要会随着妊娠的延续而增加。所以，准妈妈保证孕期热能供应极为重要。

✺ 孕妇热能摄入不足对自身的危害

如果孕妇妊娠期热能供应不足，就会动用母体内贮存的糖原和脂肪，人就会消瘦、精神不振、皮肤干燥、骨骼肌肉退化、脉搏缓慢、体温降低、抵抗力减弱等。

✺ 孕妇热能摄入不足对胎儿的危害

葡萄糖是胎儿代谢所必需的能量来源，由于胎儿消耗母体葡萄糖较多，当母体供应不足时，易引起酮血症，继而影响胎儿智力发育，摄入量少可使胎儿出生体重下降。因此，孕妇应摄入足够的热能，重视碳水化合物类食品的摄入，以保持血糖正常水平，避免血糖过低对胎儿体格及智力发育产生不利影响。

·爱心提示·

富含碳水化合物的植物性食品有玉米、黄豆、绿豆、赤豆、白扁豆、土豆、白薯、蚕豆、卷心菜、洋葱、紫菜等，富含碳水化合物的动物性食品有肉松、奶粉、牛奶、酸奶等。含蛋白质丰富的食物有鱼、肉、奶、蛋、禽等。脂肪多存在于动物油、植物油、肉类中。

准妈妈要适量摄入维生素 B_2

⊛ 维生素 B_2 在人体内的作用

维生素 B_2 是人的机体中许多酶系统重要辅基的组成成分。这种辅基与特定蛋白质结合，形成黄素蛋白。黄素蛋白是组织呼吸过程中很重要的一类递氢体。

⊛ 准妈妈应保证孕早期维生素 B_2 的补充

孕妇如果缺乏维生素 B_2，可引起或促发孕早期妊娠呕吐，导致孕中期口角炎、舌炎、唇炎以及早产儿发生率增加，孕晚期其危害比孕早期小。因此，必须保证孕早期维生素 B_2 的补充。

⊛ 富含维生素 B_2 的动物性食物

动物性食物中维生素 B_2 的含量比植物性食物中的高，以动物内脏最为丰富，如羊肝、牛肝、猪肝、猪心、羊肾、牛肾、猪肾、鸡肝、鸭肝等，鳝鱼、海蟹、鸡蛋、牛奶等食品中的含量也较高。

⊛ 富含维生素 B_2 的植物性食物

植物性食物中，黄豆、菠菜、苋菜、空心菜、芥菜、金花菜、雪里蕻、韭菜、海带、黑木耳、紫菜、花生仁等食物中维生素 B_2 的含量较为丰富。蔬菜是膳食中维生素 B_2 的重要来源之一。

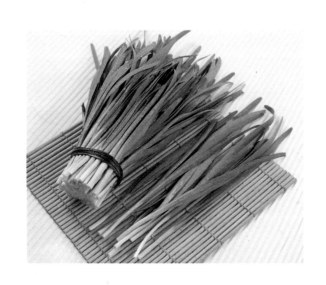

准妈妈应少吃方便食品

有些孕妇喜欢吃方便食品，如方便面、饼干等。这种做法对孕妇与胎儿都不利。

在怀孕早期，要形成良好的胎盘及丰富的血管，特别需要脂肪酸。如果准妈妈过分依赖方便食品，就会营养不良，使脂肪酸摄入不足，从而影响胎儿生长发育，造成新生儿体重不足。

·健康小百科·

孕妇应少吃方便食品，要多吃营养丰富的动植物食品，保证胎儿营养的供给。

准妈妈应少吃罐头食品

罐头食品味美、方便，便于家庭保存，许多人喜欢食用。但是孕妇如果常吃罐头食品，对健康非常不利。

⊕ 准妈妈食用含食品添加剂的罐头对胎儿发育不利

罐头食品在生产过程中，往往被加入了添加剂，如人工合成色素、香精、甜味剂、防腐剂等，这些人工合成的化学物质对胚胎组织有一定影响。在胚胎早期（受孕 18~72 天），细胞和组织严格按一定规律进行繁殖和分化，这时胎儿对一些有害化学物质的反应和解毒功能尚未建立，在此期间如果受到这些有害物质的影响，容易导致畸胎。

⊕ 食用超过保质期的罐头对母子健康尤为不利

罐头的保质期一般为 6~12 个月，市场上出售的罐头食品往往存放时间较长，甚至超过保质期，孕妇吃了这些食品对健康不利。

⊕ 食用被细菌污染的罐头会造成食物中毒

罐头食品在制作、运输、存放过程中如果消毒不彻底或密封不严，就会被细菌污染。细菌在罐头内生长繁殖，可产生对人体有害的毒性物质，被人误食后可造成食物中毒，危害相当严重。

> **·爱心提示·**
>
> 准妈妈怀孕后最好不要吃罐头食品。准妈妈可以根据季节多吃一些新鲜的时令水果和蔬菜，鸡蛋、鱼、肉也要买新鲜的。

准妈妈不宜吃发芽的土豆

北方地区是婴儿神经管畸形的高发区，神经管缺陷的发病率在秋冬季明显升高。这种先天畸形与孕妇食用发芽的土豆有关。

发芽土豆中含有配糖生物碱，这种物质含有毒性。早孕妇女如果吃了发芽的土豆，就可能导致胎儿神经发育缺陷。鉴于此，孕妇应千万注意不要吃发芽的土豆。

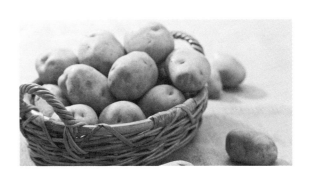

准妈妈不宜用沸水冲调营养品

麦乳精、蜂乳精、猕猴桃精、多种维生素冲剂等滋补营养品都是以炼乳、奶粉、蜜糖、蔗糖等为主要原料加工制作的，其中所含的各种营养素在高温下极易分解变质。

实验证明，这类滋补饮料加温至60～80℃时，其中大部分营养成分均分解变化。如果用刚刚烧开的水冲调这类滋补佳品，因温度较高，会大大降低其营养价值。

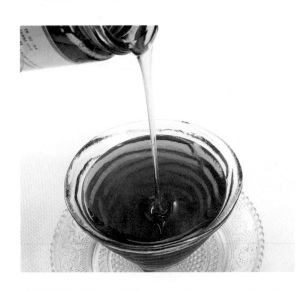

·爱心提示·

冲调麦乳精、蜂乳精这类滋补品时，不宜用温度很高的水，最好用60℃左右的温开水冲服。

准妈妈不宜喝长时间煮的骨头汤

不少孕妇爱喝骨头汤，而且认为熬汤的时间越长越好，不但味道更好，对滋补身体也更为有效。其实这是错误的看法。

动物骨骼中所含的钙质是不易分解的，不论多高的温度，也不能将骨骼内的钙质溶化，反而会破坏骨头中的蛋白质。肉类脂肪含量高，而骨头上总会带点肉，熬的时间长了，熬出的汤中脂肪含量也会很高。因此，熬骨头汤的时间过长，不但无益，反而有害。

·健康小百科·

熬骨头汤的正确方法是用压力锅熬至骨头酥软即可。这样，熬的时间不太长，汤中的营养成分损失不大，骨髓中所含的钙、磷等矿物质也可以被人体吸收。

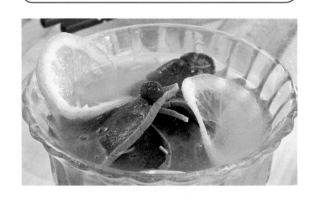

准妈妈不宜吃腌制食品

准妈妈不宜吃腌制食品,如香肠、腌肉、熏鱼、熏肉等,因为这些食品含有可致胎儿畸形的亚硝胺。

准妈妈不宜食用过敏性食物

准妈妈食用过敏性食物不仅会导致流产或胎儿畸形,还可导致婴儿患病。属于过敏体质的孕妇可能对某些食物过敏,这些食物经消化吸收后,可从胎盘进入胎儿血液循环中,妨碍胎儿的生长发育,或直接损害某些器官,如肺、支气管等,从而导致胎儿畸形或患病。

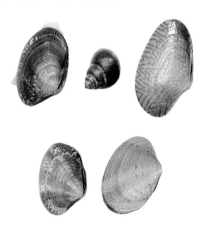

◉ 准妈妈需注意的事项

◎　如果以往吃某些食物发生过过敏现象,在怀孕期间应禁止食用这些食物。

◎　不要吃过去从未吃过的食物或霉变食物。

◎　不吃易导致过敏的食物,如虾、蟹、贝壳类食物及辛辣刺激性食物。

◎　在食用某些食物后,如曾出现全身发痒、荨麻疹、心慌、气喘、腹痛、腹泻等现象,应注意不再食用这些食物。

◎　属于过敏体质的准妈妈应少吃异性蛋白类食物,如动物肝、肾、蛋类、奶类、鱼类等。

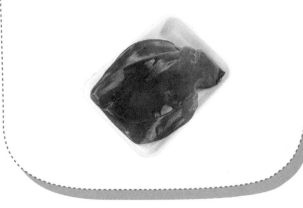

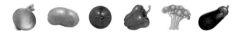

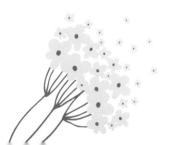

准妈妈不宜食用霉变食物

真菌在自然界中几乎到处都有，其产生的霉菌素对孕妇危害很大，尤其在我国南方，霉菌素造成的危害更为严重。孕妇食用霉变食物有以下危害：

⊛ 母体中毒容易影响胎儿正常发育

母体因中毒而发生昏迷、剧烈呕吐等症状，或因呼吸不正常而造成缺氧，都是影响胎儿正常发育，导致流产、死胎或先天畸形的不良因素。

⊛ 霉菌素在孕早期可导致胎儿畸形

在孕早期（2~3个月），胚胎正处于高度增殖、分化时期，霉菌素可使胎儿染色体发生断裂或畸变，导致胎儿先天发育不良，出现多种病症，如先天性心脏病、唐氏综合征等，还可导致胚胎停止发育，发生死胎或流产。

⊛ 霉菌素可致癌

霉菌素长期作用于人体可致癌，如黄曲霉毒素可致肝癌已较为肯定。

> **· 爱心提示 ·**
>
> 孕妇在日常生活中要讲究卫生，不吃霉变的大米、玉米、花生、薯类及柑橘等果品，以防霉菌毒素危害母体和胎儿。

孕妇不宜吃生食

孕妇不宜吃未煮熟的鱼、肉、蛋等食品。生的或未熟透的食品不仅营养不易被吸收，而且病菌不一定被杀死，对孕妇和胎儿健康都不利。

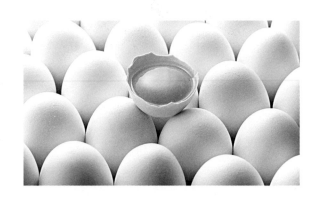

孕妇身体增重莫太多

随着胎儿的生长发育，孕妇的体重会不断增加。孕妇所增加的体重包括胎儿和孕妇本身两个方面，控制体重增加主要是控制孕妇自身的增重。

孕妇在怀孕期间增重多少合适

专家提出，妇女在孕期的增重以 10~15 千克为宜。在此范围内增重，婴儿出生时体重一般为 2.5~3.4 千克，符合标准。

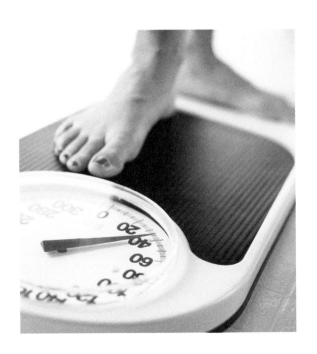

· 爱心提示 ·

人体标准体重的计算公式

身高（厘米）－ 105 ＝标准体重（千克）

控制孕妇增重的措施

注意身体锻炼	适当锻炼身体，可以减少孕妇本身增重，且不会影响胎儿的生长
适当少吃晚饭	人们吃过晚饭后活动较少，热量容易在体内堆积，会使人发胖。适当少吃晚饭，并不影响对胎儿的营养供给
适当少吃主食	多吃蔬菜和水果。主食中热量含量较高，容易使人发胖。蔬果中热量少，且含有多种维生素。蔬果中的纤维素还能缓解便秘

准妈妈怀孕后不宜摄取过多营养素

准妈妈短期内吃过多高脂肪高营养的食物会使体重增加过快，导致胎儿过大，不利于宝宝的出生。

准妈妈孕三月食谱

适合孕三月饮用的饮料

⊛ 橙汁酸奶

原料：

鲜橙 1 个，酸奶 200 毫升，蜂蜜适量。

做法：

将鲜橙去皮，取肉搅打成汁，与酸奶、蜂蜜搅匀即成。

用法：

饮用，每日 1 次。

功效：健脾开胃，宽膈和中，降气除烦。

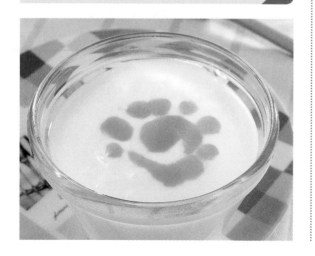

⊛ 莴苣苹果汁

原料：

苹果 200 克，莴苣 200 克，胡萝卜 60 克，柠檬汁适量。

做法：

将莴苣、苹果、胡萝卜分别洗净，去皮除核，切成小块，放入榨汁机中榨取汁液，再加入适量柠檬汁，调匀即可。

功效：养血、活血、化瘀止痛，适用于孕期腹痛治疗。

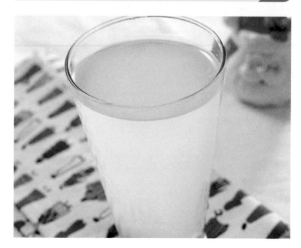

适合孕三月食用的粥

❋ 两米蚕豆粥

原料:

小米、蚕豆各 200 克,粳米 300 克。

做法:

将蚕豆煮烂后,加水、粳米、小米,用武火煮沸,再用文火煮。

> **功效:** 养肾气,除胃热,适用于孕妇肾虚、胃热而致的腰膝酸软、自汗、遗尿、不思饮食等症。

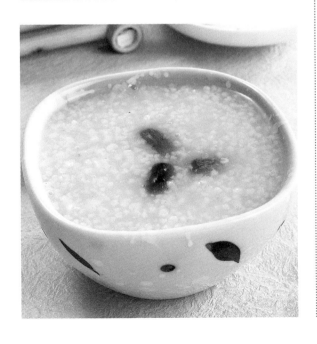

❋ 大蒜海参粥

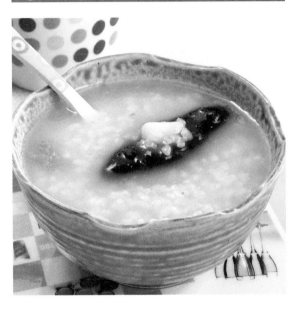

原料:

大蒜 30 克,海参 50 克,大米 100 克。

做法:

❶ 将大蒜去皮,切两半。将海参发泡后,洗净,切片。将大米洗净。

❷ 将大米放入锅内,加水 1000 毫升,武火烧沸,加入海参、大蒜,用文火煮 45 分钟即成。

> **功效:** 补气血,添精髓,降血压,适用于孕前和孕早期免疫力差、感冒、高血压、水肿等症。

适合孕三月食用的汤煲

🍋 什锦豆腐煲

原料：

嫩豆腐750克，鲜目鱼、鲜虾、海蛎子各100克，水发香菇5朵，干贝、虾米、冬笋各50克，青蒜、蒜头、精盐、白酱油、料酒、胡椒粉、湿淀粉、蚝油、上汤、食用油各适量。

做法：

❶ 将嫩豆腐焯水，将鲜目鱼切小块，将海蛎子、鲜虾去壳，将干贝水发。将香菇去蒂，切成菱形片。将青蒜切成马蹄形。

❷ 将锅置于旺火上，加入食用油，烧至六成热时倒入蒜头、青蒜煸炒几下，放入各种辅料，下料酒、酱油、蚝油、精盐、上汤调味，烧开。

❸ 把烧开的汤料倒入砂锅，将煸过的青蒜、蒜头垫底，放上焯水的豆腐、辅料、上汤，用中火煲5分钟，加胡椒粉，用湿淀粉勾芡即成。

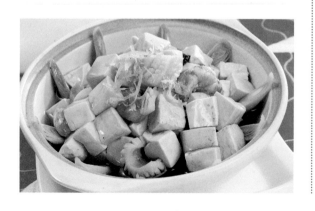

🍋 丝瓜豆腐汤

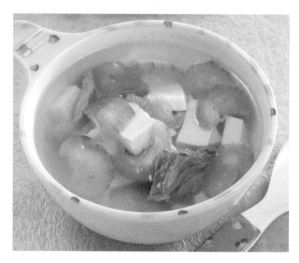

原料：

丝瓜250克，豆腐250克，猪瘦肉150克，盐、湿豆粉各适量。

做法：

❶ 将丝瓜去皮、瓤，切成薄片，将豆腐切成4厘米长、2厘米宽的块，将猪瘦肉洗净，切成薄片。

❷ 将猪肉放在碗内，用湿豆粉挂上浆。

❸ 将锅置于武火上，加入适量清水，烧沸，下入丝瓜、豆腐、猪瘦肉，熟透时，加入盐即成。

功效： 清热，祛风，止痒，适用于治疗孕产妇皮肤瘙痒。

适合孕三月食用的凉菜

⊛ 什锦沙拉

原料:

胡萝卜、马铃薯、鸡蛋各1个，小黄瓜2根，火腿3片，胡椒粉、糖、盐、沙拉酱各适量。

做法:

❶ 将胡萝卜洗净切粒。将黄瓜洗净切粒，用少许盐腌10分钟。将火腿切成细粒。将鸡蛋煮熟，将蛋白切粒，将蛋黄压碎。

❷ 将马铃薯切片，煮10分钟后捞出压泥。

❸ 将马铃薯泥拌入胡萝卜粒、黄瓜粒、火腿粒及蛋白粒，加入其余调料拌匀，撒上碎蛋黄即成。

功效: 色美味鲜，酸甜可口，含有丰富的维生素和蛋白质，特别适合食欲不振的孕妇食用。

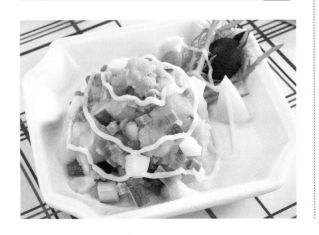

⊛ 银耳拌豆芽

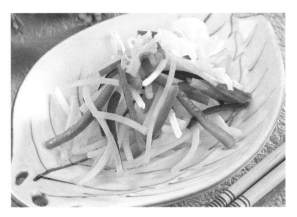

原料:

绿豆芽150克，银耳25克，青椒50克，香油、精盐各少许。

做法:

❶ 将绿豆芽去根洗净。将青椒去蒂、籽，洗净，切丝。将银耳用水泡发、洗净。

❷ 将锅置于火上，放水烧开，下绿豆芽和青椒丝烫熟，捞出晾凉，再把银耳放入开水中烫熟，捞出过凉水，沥干水分。

❸ 将银耳、绿豆芽、青椒丝放入盘内，加盐、香油，拌匀装盘即成。

功效: 此菜含有维生素C和胡萝卜素，是孕妇的爽口菜，可减轻孕吐。

适合孕三月食用的热炒

❀ 清蒸鱼

原料:

活鱼 1 尾（约重 600 克），熟火腿 30 克，水发香菇、净冬笋各 20 克，精盐、鸡油、鸡汤、胡椒粉、葱段、姜块、料酒各适量。

做法:

❶ 将鱼清洗干净，在鱼身两侧剞上刀花，然后撒上少许精盐摆在盘中。将香菇、熟火腿切成 5 厘米长的薄片，间隔着摆在鱼身上面。将冬笋切薄片，放在鱼的两边，加葱段、姜块、料酒。

❷ 将锅置于火上，加水烧沸，将整鱼连盘上笼蒸约 15 分钟，至鱼肉松软时取出。

❸ 将鱼汤倒入净锅中，加鸡汤烧沸，加鸡油，浇在鱼上，加胡椒粉即成。

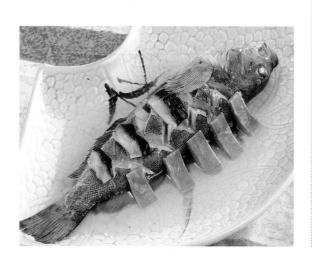

❀ 盐水虾

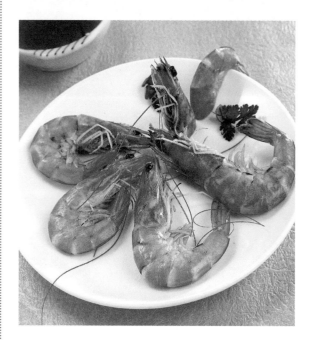

原料:

鲜虾 250 克，食醋、姜末、盐各适量。

做法:

将鲜虾洗净，放入锅内，加水、适量盐煮熟，食时去壳，蘸食醋、姜末。

功效: 补肾，健脾，止呕，适用于妊娠呕吐、食欲不振等症。

适合孕三月食用的主食

✳ 豆沙包

原料:

面粉 500 克,鸡蛋黄 3 个,豆沙馅 250 克,青梅50克,酵母适量,白糖、熟猪油、碱面各适量。

做法:

❶ 将350克面粉放入盆内,加酵母、水和成面团,待面发好,加碱揉匀,取4/7面团,掺入熟猪油揉匀。将蛋黄打散,分别加面粉 75 克、白糖 50 克及一团面块,揉成黄、红面团稍饧。

❷ 将白面团揉成条,擀成长方形片。将黄、红面团擀同样大的片,依次盖在白面片上,卷成卷,揪 20 个剂子,逐个按扁,包入豆沙馅成圆球形,圆球周边转划 6 刀,中心按凹。将青梅切成 20 个薄片,放入凹处,码入屉,蒸熟即成。

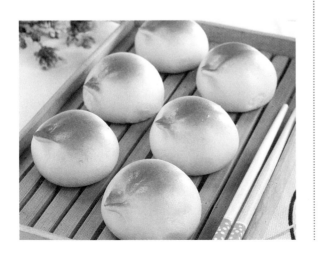

✳ 萝卜饼

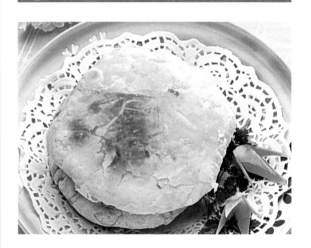

原料:

白萝卜 250 克,面粉 250 克,猪瘦肉 100 克,生姜、葱、食盐、菜油或豆油各适量。

做法:

❶ 将白萝卜洗净,切成细丝,用菜油煸炒至五成熟,待用。将肉剁细,加生姜、葱、食盐调成白萝卜馅子。

❷ 在面粉中加适量水,和成面团。将面团擀成薄片,放入白萝卜馅,制成夹心小饼,放入油锅内,烙熟即成。

功效: 健胃消食,理气。适用于食欲不振、消化不良等。

孕三月易出现的不适与饮食对策

孕期尿频的饮食对策

◉ 尿频的发生原因

孕三月，孕妇的子宫如拳头般大小，会压迫膀胱，当尿液积累到某一程度时，便有尿意，孕妇须勤跑洗手间，造成尿频。孕三月以后，子宫上升到腹腔内，对膀胱的压迫逐渐消失，尿频也将消失。

◉ 尿频的饮食对策

控制饮食结构，避免摄入过量酸性物质，加剧酸性体质。保持饮食的酸碱平衡可预防尿频。饮食方面，要多吃富含植物有机活性碱的食品，少吃肉类，多吃蔬菜。

孕期色素沉淀的饮食对策

在孕期，许多准妈妈的面部出现褐色斑块，腹部、乳房、大腿等部位出现色素沉淀。这是由孕妈咪体内激素水平改变所致。肌肤暗沉的问题则会因为每个人体质不同而有个别差异，有些人的肌肤暗沉日后可能会消失，有些人的则可能只会变淡。准妈妈应多吃富含维生素C、维生素A

的食物，以便减轻色素沉淀现象。

◉ 调理食谱：清炒菜花

原料：

菜花500克，辣椒2个，水淀粉、酱油、白糖、精盐、醋、食用油各适量。

做法：

❶ 将菜花洗净，分成小块，倒入沸水中烫一下后捞出。将辣椒洗净，去籽，切成小块。在水淀粉中加入白糖、酱油、精盐、醋等调好。

❷ 用中火加热炒锅，加入适量食用油烧热，放入辣椒，翻炒几下，待辣味出来后，倒入菜花，翻炒几下，加适量水烧开后，倒入已调好的水淀粉勾芡，再翻炒均匀即可。

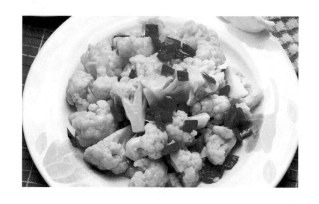

孕三月常见疾病的饮食调理

妊娠剧吐的饮食调理

🍊 什么是妊娠剧吐

早孕反应一般在清晨空腹时较重，但对生活工作影响不大，不需要特殊治疗，只要调节饮食，注意起居，在妊娠 12 周左右会自然消失。但是，也有少数孕妇反应较重，发展为妊娠剧吐，呈持续性，无法进食或喝水。由于频繁剧吐，呕吐物除食物、黏液外，还可有胆汁和咖啡色渣样物（证明有胃黏膜出血），孕妇明显消瘦，尿少。出现这种情况时，孕妇应及早到医院检查。

如果孕妇出现血压降低，心率加快，伴有黄疸和体温上升，甚至出现脉细、嗜睡和昏迷等一系列危重症状，就不宜强求保胎，应及时住院终止妊娠。因为在这种情况下孕妇所生的婴儿可能体质不良。若此时出现先兆流产的症状，也不宜保胎。

🍊 孕妇不宜利用药物抑制孕吐

怀孕初期，大部分孕妇会有明显的早孕反应，时间长短因人而异。孕妇不宜擅自利用药物抑制孕吐。目前市面上尚无发售有效抑制孕吐的药剂。出现孕吐状况的时期，也是胎儿器官形成的时期，在此期间胎儿若是受到 X 线的照射、某种药物的刺激，或是受到病原体的感染，都会产生畸形。

🍊 妊娠剧吐的饮食调理

孕妇应保持身心平衡，注意饮食，吃些清淡和有助于缓解呕吐的食物，必要时可接受医师的指导。倘若一日孕吐数次，身体显得相当虚弱，就应住院进行治疗，每天可接受葡萄糖、盐水、氨基酸液等点滴注射，以迅速减轻症状，保持良好宁静的心态，一般 1~2 周即可出院。

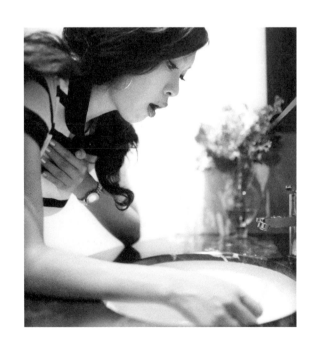

✳ 调理食谱：炒萝卜

原料：

红萝卜、白萝卜各 100 克，冬笋 25 克，黄瓜 25 克，洋葱 25 克，胡萝卜 25 克，植物油、鲜汤、精盐、白糖、湿淀粉、醋、鸡蛋、芝麻油各适量。

做法：

❶ 将黄瓜、洋葱洗净，将黄瓜切条，将洋葱切片。将萝卜去皮切片，沸水烫透捞出，透凉，控净水。将冬笋、胡萝卜切相应的小片。

❷ 将洋葱片、萝卜片、冬笋片、黄瓜条放入碗中，加鸡蛋清、湿淀粉稍挂糊，倒入热炒锅中煸炒，加醋、白糖、鲜汤、精盐，用湿淀粉勾芡，翻炒均匀，淋上芝麻油，出锅装盘即成。

功效： 适用于治疗食积胃胀、呕吐等。

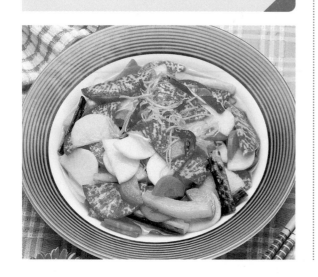

✳ 调理食谱：肉末西红柿

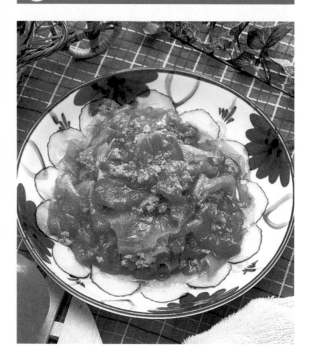

原料：

西红柿 100 克，瘦猪肉 50 克，粉皮 150 克，酱油、植物油、精盐各适量。

做法：

❶ 将西红柿洗净，剥皮，切成片。

❷ 将粉皮洗净，切成小片。将猪肉剁成肉末。

❸ 炒锅内放油烧热，放入肉末炒至将熟时，再放入西红柿、粉皮，加入酱油、精盐，旺火快炒一会即可。

功效： 富含维生素与蛋白质，可增强食欲。

第四部分

准妈妈孕四月饮食

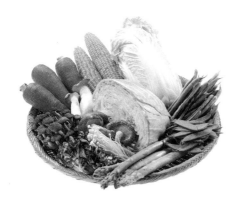

怀孕第四个月，胎儿正在迅速长大，需要的营养物质更多，准妈妈要增加摄入能量和各种营养素，源源不断地供给新生命，以满足胎儿各个系统发育中进行的大量复杂的合成代谢的需要。准妈妈需补充优质蛋白质、钙、锌、植物脂肪，多食富含上述营养物质的食品。准妈妈还应吃些富含维生素 E 的食物，以预防流产。

准妈妈孕四月身体的变化

孕四月，大部分准妈妈的孕吐已经结束，孕妇心情舒畅，食欲开始增加。尿频与便秘渐渐消失。子宫如小孩头部一般大小，已能从外表略微看出"大肚子"的情形。基础体温下降，一直到生产时都保持低温状态。

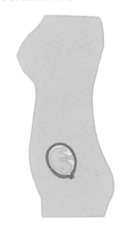

孕四月宝宝的发育状况

妊娠 16 周末，胎儿的身长约为 16 厘米，体重约 110 克。胎儿此时已完全具备人的外形，通过外生殖器可辨认男女。头皮已长出毛发，骨骼和肌肉日渐发达。手、足能做些微小活动，内脏发育已经大致完成。心脏跳动活泼，可用多普勒听诊器测出心音。此时胎儿骨骼与内脏迅速发育，需更多的优质蛋白质、钙、锌、脂肪等营养素。

准妈妈孕四月饮食注意事项

❋ 准妈妈孕四月容易出现的不适

此时胎盘已经形成，准妈妈流产的可能性减少。准妈妈孕吐基本结束，此时容易出现贫血、腿脚麻木、水肿、消化不良等症状。

❋ 针对准妈妈不适的饮食对策

◎ 多补充铁质，以防贫血。

◎ 增加对优质蛋白质、钙、锌、植物脂肪等营养素的摄入。

◎ 因胎儿发育较快，还应吃些富含维生素 E 的食物，以预防流产。

❋ 适合孕四月食用的食物

◎ 富含铁质的食物有动物肝脏、动物血、瘦肉、豆类、绿叶蔬菜、红糖、禽蛋类。

◎ 保证蛋白质的充足摄入，豆制品、瘦肉、鱼、蛋、乳类等都富含优质蛋白质。

◎ 富含钙、锌、植物脂肪的食品有牡蛎、海蜇、大豆、牛奶等。

◎ 主食除了大米、白面外，还要食用一定数量的粗粮，如小米、玉米等。

准妈妈孕四月饮食指导

孕妈咪四月营养要素

孕四月，胎儿正在迅速长大，需要的营养物质更多，准妈妈要摄入更丰富的营养，源源不断地供给新生命。

⊛ 蛋白质

准妈妈每天蛋白质的摄入量应增加 15 克，达到 75~95 克。食谱中应增加鱼、肉、蛋、豆制品等富含优质蛋白质的食物。孕期反应严重，不能正常进食的准妈妈更应多摄入优质蛋白质。

⊛ 热量

自孕四月开始，准妈妈必须增加摄入热量和各种营养素，以满足胎儿各个系统发育中进行的大量复杂的合成代谢的需要。孕中期准妈妈每日能量需要量为 2100 千卡。

⊛ 矿物质

在孕四月，准妈妈对钙、铁等营养成分的需求量比平时大得多。准妈妈每天对钙的需求增加至 1000 毫克，铁增加至 25~35 毫克，还要适量摄取碘、锌、镁、铜、硒等。

⊛ 维生素

为了帮助准妈妈对铁、钙、磷等营养素的吸收，孕四月也要相应增加维生素 A、维生素 D、维生素 E、维生素 B_1、维生素 B_2 和维生素 C 的供给。每日的维生素 D 需要量为 10 微克。准妈妈应多吃各种蔬菜和水果，如西红柿、胡萝卜、茄子、白菜、葡萄、橙子等。

⊛ 水

准妈妈每天饮用 6~8 杯水，其中果汁的量最好不要超过两杯，因为果汁甜度太高，不利于宝宝骨骼发育。

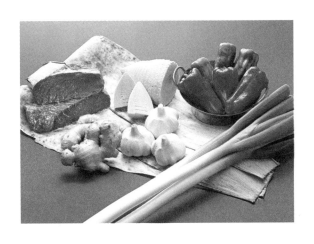

孕四月准妈妈一天食谱参考

孕四月准妈妈一日健康食谱

早 餐	热汤面 1 碗，馒头 50 克，鸡蛋 1 个，蔬菜或咸菜适量
加 餐	牛奶 1 杯，麦麸饼干 2 片，苹果 1 个
午 餐	瘦肉炒芹菜，凉拌西红柿，猪蹄香菇炖豆腐，米饭 150 克
加 餐	消化饼 2 片，橘汁 1 杯
晚 餐	鸡蛋炒莴笋，烧豆腐，虾皮烧冬瓜，猪肝粥，花卷 100 克

孕中期要合理补充矿物质

矿物质是构成人体组织和维持正常生理功能的必需元素，如果孕妇缺乏矿物质，就会导致贫血，出现小腿抽搐、容易出汗、惊醒等症状，胎儿先天性疾病发病率也会升高。因此，孕妇应注意合理补充矿物质。

◉ 孕中期要增加铁的摄入

食物中的铁分为血红素铁和非血红素铁两种。血红素铁主要存在于动物血液、肌肉、肝脏等组织中。植物性食品中的铁为非血红素铁，主要存在于各种粮食、蔬菜、坚果等食物中。

◉ 孕中期要增加钙的摄入

孕妇在孕中期应多吃富含钙的食品，如虾皮、牛奶、豆制品、绿叶菜、坚果等。注意不能过多服用钙片及维生素 D，否则新生儿易患高钙血症，严重者将影响婴儿的智力。

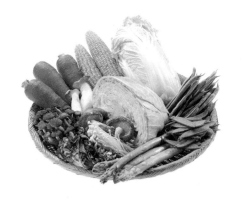

◉ 孕中期要增加碘的摄入

孕妇应多食含碘丰富的食物，如海带、紫菜、海蜇、海虾等，以保证胎儿的正常发育。

◉ 孕中期要增加其他矿物质的摄入

随着胎儿发育的加速和母体的变化，其他矿物质的需要量也相应增加。只要合理调配食物，一般不会影响各种矿物质的摄入。

孕妇不宜盲目大量补充维生素类药物

有些孕妇唯恐胎儿缺乏维生素，每天服用许多维生素类药物。胎儿在发育过程中，确实不能缺少维生素，但孕妇盲目大量补充维生素只会对胎儿造成损害。

✺ 准妈妈过量摄入维生素 A 的危害

医学专家对孕妇提出忠告，过量摄入维生素 A 会影响胎儿大脑和心脏的发育，诱发先天性心脏病和脑积水，脑积水过多又易导致精神反应迟钝，故孕妇最好在医师指导下补充维生素 A，维生素 A 的推荐摄入量为每日 990 微克视黄醇当量，即 3300 国际单位。

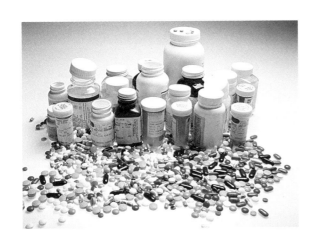

✺ 准妈妈过量摄入维生素 D 的危害

孕妇过量摄入维生素 D，可导致特发性婴儿高钙血症，表现为囟门过早关闭、腭骨变宽而突出、鼻梁前倾、主动脉窄缩等畸形，严重的还伴有智商减退。平时常晒太阳的孕妇可不必长期补充维生素 D 和鱼肝油。

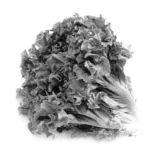

✺ 准妈妈过量摄入维生素 B_6 的危害

孕妇为减轻妊娠反应可适量摄入维生素 B_6，但也不宜补充过多。孕妇过量摄入维生素 B_6，会使胎儿产生依赖性，医学上称之为"维生素 B_6 依赖症"。小儿出生后，容易出现一系列异常表现，如易兴奋、哭闹不安、容易受惊、眼球震颤、反复惊厥等，还会出现 1~6 个月体重不增，如诊治不及时，会留下智力低下的后遗症。

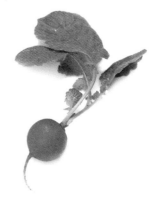

准妈妈要适量补锌

◉ 锌在人体内的作用

锌是酶的活化剂，参与人体内 80 多种酶的活动和代谢。它与核酸、蛋白质的合成，与碳水化合物、维生素的代谢，与胰腺、性腺、脑垂体的活动等关系密切，发挥着非常重要的生理功能。

◉ 准妈妈缺锌的危害

缺锌会影响胎儿在子宫内的生长，使胎儿的脑、心脏、胰腺、甲状腺等重要器官发育不良。

孕妇缺锌会降低自身免疫能力，容易生病，还会造成自身味觉、嗅觉异常，食欲减退，消化和吸收功能不良，这样势必影响胎儿发育。

除此之外，胎儿中枢神经系统先天畸形、宫内生长受限，以及婴儿出生后脑功能不全，都与孕妇缺锌有关。

◉ 准妈妈需要补充多少锌

缺锌是现代人的普遍现象。孕妇担负着自身和胎儿两个人的需要，缺锌的情况更普遍，应经常做检查，在医生指导下适量补锌。

推荐孕妇在怀孕 3 个月后，每日从饮食中补锌 20 毫克。孕妇血锌正常值为 7.7~23.0 微摩尔／升。

◉ 补锌的方法

准妈妈可以经常吃牡蛎、动物肝脏、肉、蛋、鱼、粗粮、大豆等含锌丰富的食物。常吃一点核桃、瓜子等含锌较多的零食，也能起到较好的补锌作用。要尽量少吃或不吃精制的米、面，因为小麦被磨去麦芽和麦麸，成为精面粉时，锌已大量损失掉了。准妈妈也可通过冲调含锌的奶粉来补锌。

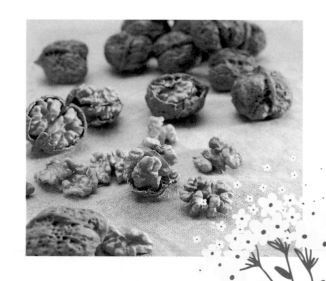

·医师指点·

孕妈咪补锌时，要经过科学的检查和诊断，确实需要补锌时再补，而且要在医生指导下补锌。

准妈妈小心碘缺乏

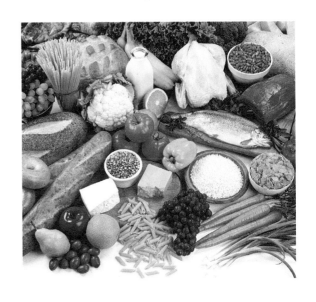

◉ 碘在人体内的作用

碘是甲状腺素的组成成分，甲状腺素能促进蛋白质的生物合成，促进胎儿生长发育。

◉ 准妈妈缺碘的危害

妊娠期甲状腺功能活跃，碘的需要量增加，孕妇容易缺碘。我国有很多地区属于缺碘区，更易造成孕妇缺碘。碘缺乏是导致育龄妇女孕产异常的危险因素之一。

孕妇缺碘，会造成胎儿甲状腺发育不全，导致胎儿甲状腺功能减退，引起甲状腺肿、死胎、流产、先天畸形、聋哑等，还会严重影响胎儿的智力发育。

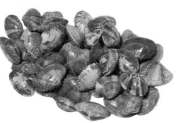

◉ 补碘的食品

为了孕妇自身的健康和胎儿的正常发育，孕妇必须注意补碘，生活在缺碘地区的孕妇更要注意吃含碘丰富的食物。

◉ 最好的补碘食品是海产品

鱼肝、海参、海蜇、蛤蜊等海产品均含有丰富的碘，甜薯、山药、大白菜、菠菜、鸡蛋等也含有碘，准妈妈均可适量多吃一些。

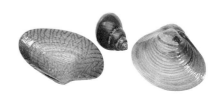

> ·爱心提示·
>
> 准妈妈用碘化盐补充碘时，需注意不可用量过大，以免引起产后甲状腺肿合并甲状腺功能低下。

准妈妈要适量摄入维生素 B_1

⊛ 准妈妈缺乏维生素 B_1 的危害

人体缺乏维生素 B_1，不仅会使糖类代谢发生障碍，还会影响机体整个代谢过程，影响氨基酸与脂肪的合成。

如果准妈妈缺乏维生素 B_1，就会出现疲倦、乏力、小腿酸痛、心动过速等症状。

⊛ 含维生素 B_1 较多的动物性食品

含维生素 B_1 较多的动物性食品有猪肉、动物内脏、蛋类等。

⊛ 含维生素 B_1 较多的植物性食品

含维生素 B_1 较多的植物性食品有糙米、标准面、小米、玉米、豆类、花生仁、核桃、葵花子等。粮食碾得越精细，其维生素 B_1 的含量越低。

准妈妈要适量摄入维生素 A

维生素 A 又名视黄醇，主要存在于鱼类和动物肝脏中。妊娠期，母体与胎儿均需要大量的维生素 A。

⊛ 准妈妈缺乏维生素 A 的危害

孕妇缺乏维生素 A，可引起胚胎发育不良，严重不足可导致胎儿骨骼和其他器官畸形，甚至流产。

⊛ 准妈妈摄入过量维生素 A 的危害

摄入过量维生素 A 同样有引起胎儿畸形和影响胎儿正常发育的可能。

⊛ 孕期维生素 A 的供给量

我国营养学会推荐孕妇维生素 A 的供给量标准与非孕妇一致，皆为 990 微克视黄醇当量，即 3300 国际单位。

⊛ 维生素 A 的食物来源

维生素 A 的食物来源包括各种动物肝脏、鱼肝油、牛奶、禽蛋以及坚果等。

⊛ 胡萝卜素的食物来源

胡萝卜素的食物来源包括菠菜、苜蓿、胡萝卜、豌豆苗、辣椒、甜薯、韭菜、雪里蕻、油菜、苋菜、茼蒿等蔬菜，以及杏、杧果等。

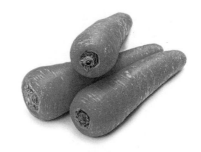

准妈妈要适量摄入维生素 B_6

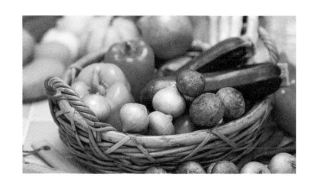

✹ 维生素 B_6 在人体内的作用

维生素 B_6 是中枢神经系统活动、血红蛋白合成以及糖原代谢所必需的辅酶。它与蛋白质、脂肪代谢密切相关。

✹ 准妈妈缺乏维生素 B_6 的危害

人体缺乏维生素 B_6，可引起小细胞低色素贫血、神经系统功能障碍、脂肪肝、脂溢性皮炎等。

孕妇应重视维生素 B_6 的摄入。孕四月是胎儿中枢神经系统发育的高峰期，对维生素 B_6 的需求量很高，因而必须重视维生素 B_6 的摄入。

✹ 含维生素 B_6 较多的动物性食品

含维生素 B_6 较多的动物性食品有牛肝、鸡肝、鸡肉、牛肉、猪肉、鱼、蟹、鸡蛋、牛奶等。

✹ 含维生素 B_6 较多的植物性食品

含维生素 B_6 较多的植物性食品有葵花子、

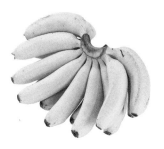

花生仁、核桃、黄豆、扁豆、胡萝卜、菠菜、土豆、全麦粉、甜薯、香蕉、葡萄干、橘子等。

准妈妈要适量摄入维生素 B_{12}

✹ 维生素 B_{12} 在人体内的作用

维生素 B_{12} 具有促进红细胞生成、维持神经髓鞘代谢的功能。

✹ 准妈妈缺乏维生素 B_{12} 的危害

妊娠期间维生素 B_{12} 供给不足，易导致巨幼红细胞性贫血，新生儿可患贫血，并且胎儿的畸变发生率有可能增加。

✹ 富含维生素 B_{12} 的食物

富含维生素 B_{12} 的食物主要是动物性食品，如牛肝、猪心、鸡肉、鸡蛋、牛奶、虾、干酪等，另外豆豉、黄酱等也含有较多的维生素 B_{12}。

准妈妈要适量摄入维生素 C

准妈妈多吃各种新鲜水果、蔬菜可以补充维生素 C。富含维生素 C 的食物有柿椒（红、青）、菜花、雪里蕻、白菜、西红柿、黄瓜、四季豆、荠菜、油菜、菠菜、苋菜、白萝卜、柠檬、草莓、鸭梨、苹果等。制作食物时，烧、煮时间不可过长，以免维生素 C 大量流失。

◉ 维生素 C 在人体内的作用

维生素 C 又名抗坏血酸，是连接骨骼、结缔组织所必需的一种营养素，能维持牙齿、骨骼、血管、肌肉的正常功能，增强对疾病的抵抗力，促进外伤愈合。胎儿必须从母体中获取大量维生素 C 来维持骨骼、牙齿的正常发育以及造血系统的正常功能。

◉ 准妈妈缺乏维生素 C 的危害

人体缺乏维生素 C，可引起坏血病，并有毛细血管脆弱、皮下出血、牙龈肿胀流血或溃烂等症状。

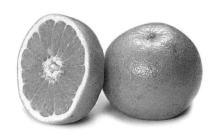

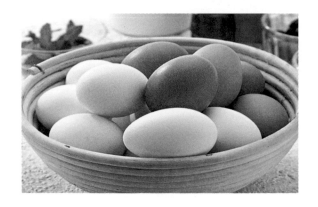

准妈妈要适量摄入维生素 D

◉ 维生素 D 在人体内的作用

维生素 D 是类固醇的衍生物，具有抗佝偻病的作用，被称为抗佝偻病维生素。维生素 D 可增加钙和磷在肠内的吸收，调节钙和磷的正常代谢，对骨、齿的形成极为重要。

◉ 准妈妈缺乏维生素 D 的危害

孕妇缺乏维生素 D，可出现骨质软化，严重者可出现骨盆畸形，影响自然分娩。维生素 D 缺乏可使胎儿骨骼钙化以及牙齿萌出受影响，严重者可造成小儿先天性佝偻病。

◉ 富含维生素 D 的食品

富含维生素 D 的食品有鱼肝油、鸡蛋、鱼、动物肝脏、小虾等。孕妇多食用这些食物，就可保证维生素 D 的供给。

准妈妈要适量摄入维生素 E

✿ 维生素 E 在人体内的作用

维生素 E 能促进人体新陈代谢，增强机体耐力，维持正常循环功能。

维生素 E 是高效抗氧化剂，能保护生物膜免遭氧化物的损害。

维生素 E 能维持骨骼、心肌、平滑肌和心血管系统的正常功能。

✿ 孕期维生素 E 的供给量

维生素 E 缺乏与早产儿溶血性贫血有关。为了使胎儿贮存一定量的维生素 E，孕妇每日应多摄入 2 毫克维生素 E。

✿ 富含维生素 E 的食物

维生素 E 广泛分布于植物性食品中，包括麦胚油、玉米油、菜籽油、花生油及芝麻油等。此外，猪油、猪肝、牛肉、杏仁、土豆等食物中也含有维生素 E。只要孕妇在饮食上做到多样化，就不会缺乏维生素 E。

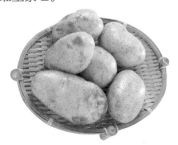

准妈妈要适量摄入维生素 K

✿ 维生素 K 在人体内的作用

维生素 K 是正常凝血过程所必需的。维生素 K 缺乏与机体出血或出血不止有关。维生素 K 有止血功能，它经肠道吸收，在肝脏能生产出凝血酶原及一些凝血因子，从而起到凝血作用。

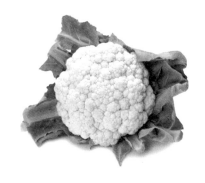

✿ 准妈妈缺乏维生素 K 的危害

维生素 K 吸收不足，血液中凝血酶原减少，容易引起凝血障碍，发生出血症状。孕妇缺乏维生素 K，会导致流产率增加。即使胎儿存活，由于其体内凝血酶低下，易出血，也可能出现先天性失明、智力发育迟缓等情况。

✿ 富含维生素 K 的食物

富含维生素 K 的食物有菜花、白菜、菠菜、莴苣、苜蓿、酸菜、圆白菜、西红柿、瘦肉、肝等。

准妈妈孕四月食谱

适合孕四月饮用的饮料

⊛ 葡萄蜜汁

原料:

葡萄、熟蜜各适量。

做法:

将葡萄捣碎,过滤取汁,用砂锅熬稠,加入熟蜜少许,拌匀装瓶。

用法:

用适量开水冲服。

功效: 适用于治疗妊娠烦渴。

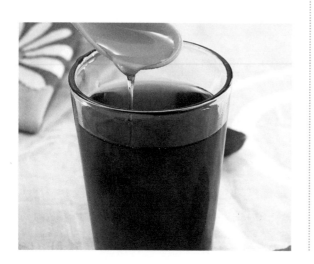

⊛ 枣仁茶

原料:

枣仁(炒)10克,芡实12克。

做法:

将枣仁、芡实同煮成汁。

功效: 养血安神,益肾固精。适用于孕中期心血虚,虚火内扰,不能下济肾阴,以致出现心悸、怔忡、失眠、健忘、神倦等症。

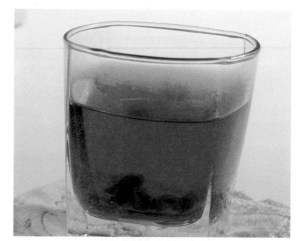

适合孕四月食用的粥

⊛ 猪肝绿豆粥

原料：

新鲜猪肝 50 克，绿豆 30 克，大米 50 克，调料适量。

做法：

❶ 将猪肝切成片状，洗净待用。

❷ 将绿豆、大米洗净同煮，大火煮沸后再改用小火慢熬，煮至八成熟之后，将猪肝放入锅中同煮，煮熟后调味即可。

功效： 绿豆含有丰富的碳水化合物、蛋白质、多种维生素和矿物质。中医学认为，绿豆味甘，性寒，有清热解毒、消暑利水的作用。此款绿豆猪肝粥适合孕妇补铁食用。

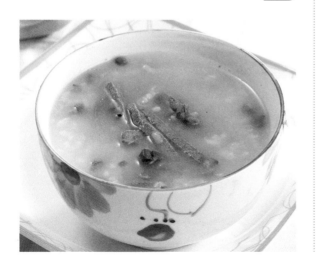

⊛ 红枣糯米粥

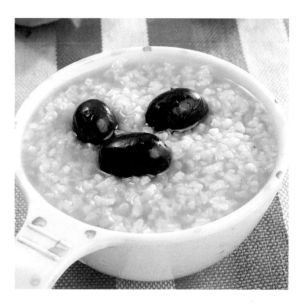

原料：

红枣 30 克，糯米 60 克。

做法：

将红枣、糯米洗净，加水煮粥。

用法：

每日 3 次。

功效： 主治妊娠恶阻。可补益中气，对胃寒疼痛、食欲不佳、脾虚泄泻、体弱乏力等症有一定缓解作用，对尿频、自汗有较好的食疗效果。

适合孕四月食用的汤煲

✦ 萝卜羊肾汤

原料：

　　白萝卜200克，羊肾2只，素油、上汤、葱、姜、盐各适量。

做法：

❶ 将萝卜切块。将羊肾切两半，切片。将葱、姜切片。

❷ 在炒锅中加素油，中火烧六成热，加姜、葱煸香，加上汤烧沸，下入萝卜煮25分钟，加入羊肾、盐烧沸，起锅即成。

> **功效**：补肝肾，止烦渴，适用于孕产妇腰背酸软无力等症。

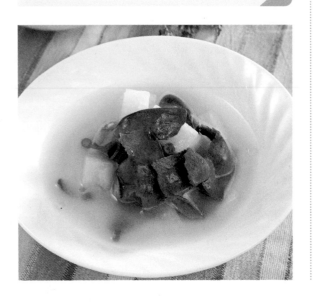

✦ 鸡汤鲈鱼

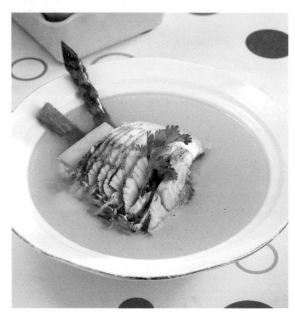

原料：

　　鸡汤1000毫升，鲈鱼500克，盐、姜、香菜各适量。

做法：

❶ 将鲈鱼去鳞、鳃、内脏，洗净。

❷ 在锅内加入鲈鱼、鸡汤、姜，煮熟，加盐、香菜即成。

> **功效**：安胎、通乳，适用于孕产妇乳汁不畅。

适合孕四月食用的凉菜

❀ 桂花糯米糖藕

原料：

老藕 1000 克，糯米 400 克，糖 150 克，糖腌桂花 10 克。

做法：

❶ 将藕刮去表皮，洗净。在藕较小的一端，距节头约 3.3 厘米处切下一段，作为填入糯米后的藕盖。

❷ 将糯米用清水浸泡 2~3 小时，取出洗净、控水，灌进藕孔，灌满装实后将原来切下的藕节一段盖合好，插上竹签固定。

❸ 将藕放入锅中，加入大量清水，水量要没过藕身 3 厘米，撒入白糖，用旺火煮沸，放上白糖 100 克、糖腌桂花，再用小火焖煮 5~6 小时，取出，晾凉，切成薄片，装盘即成。

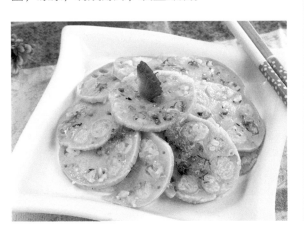

❀ 鲜拌莴苣

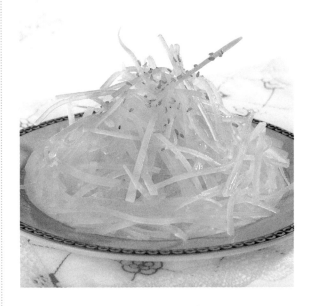

原料：

莴苣 250 克，料酒、食盐各适量。

做法：

❶ 将莴苣剥皮洗净，切成细丝。

❷ 将莴苣丝放在碗内，加食盐少许，搅拌均匀，然后去汁。再将料酒放入碗内，拌匀即成。

功效：健脾利尿。

适合孕四月食用的热炒

✳ 大枣鸡泥干贝

原料：

大枣 9 克，干贝、鸡脯肉各 100 克，猪肥膘肉 50 克，葱、姜、鸡蛋清、湿淀粉、花椒水、鸡汤、料酒、精盐各适量。

做法：

❶ 将大枣洗净，去核。

❷ 把鸡脯肉和猪肥膘肉剁泥，加鸡蛋清、葱、姜、花椒水、料酒、精盐，搅匀。

❸ 将干贝搓成丝，摊在盘内，把鸡泥挤成圆子，滚成 3 厘米长的卷，摆在盘内干贝上。把大枣放在盘子内，将鸡泥卷蘸上一层干贝丝，上屉蒸熟。

❹ 在勺内放鸡汤、精盐，用湿淀粉勾芡，浇在干贝卷上即成。

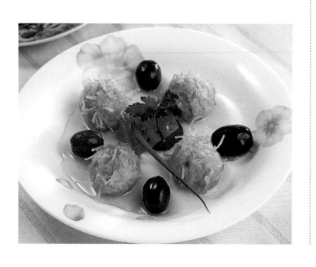

✳ 栗仁鸡

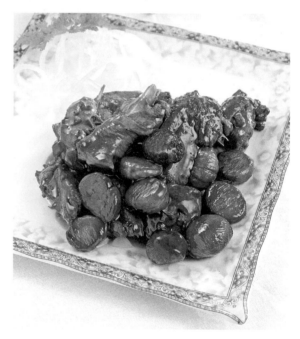

原料：

鲜栗仁 90 克，鸡 1000 克，生姜 2 克。

做法：

将上述原料一起炖烂。

功效： 温中止痛，补虚安胎。

✳ 虾皮烧冬瓜

原料：

冬瓜 250 克，虾皮 3 克，植物油、盐各适量。

做法：

❶ 将冬瓜去皮，切块。将虾皮洗一下。

❷ 将锅置于火上，放油烧热，下冬瓜翻炒，加入虾皮、盐、水调匀，加盖，烧透入味即成。

功效：冬瓜有利水的功效。虾皮富含钙、磷。此菜有利于胎儿生长发育。

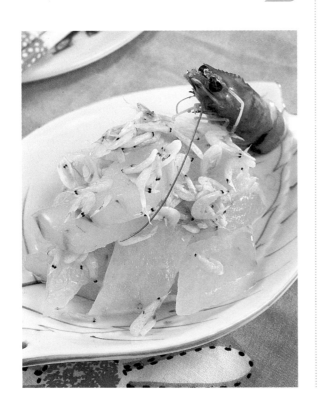

✳ 莲子猪肚

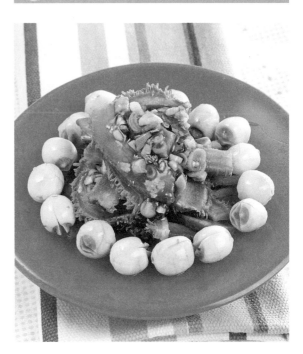

原料：

猪肚 1 个，莲子 40 粒，香油、盐、葱、姜、蒜各少许。

做法：

❶ 将猪肚洗净，内装水发莲子（去心），缝合，放入锅内，加清水炖熟。

❷ 将猪肚捞出晾凉，切细丝，同莲子放入盘中，加香油、盐、葱、姜、蒜拌匀即成。

功效：益气补虚，健脾益胃，适于食少、纳呆、消瘦或轻度水肿的孕妇食用。

适合孕四月食用的主食

❋ 鸡蛋家常饼

原料：

面粉 500 克，鸡蛋 250 克，植物油 100 克，精盐 10 克，葱花 100 克。

做法：

❶ 将鸡蛋磕入小盆内，加入葱花、精盐搅匀。将面粉放入盆内，加温水 300 克，和成较软的面团，稍饧，上案搓成条，揪成剂子，用擀面杖擀开，刷上植物油，撒少许精盐，卷成长条卷，盘成圆形，擀成直径 12 厘米的圆饼。

❷ 将平底锅置于火上，烧热，把饼放入锅内，定皮后抹油，再烙黄至熟取出。

❸ 将鸡蛋液分成 5 份，把 1/5 鸡蛋液倒在平底锅上摊开，将饼无油的一面贴在蛋液上烙熟即成，食时切成小块。

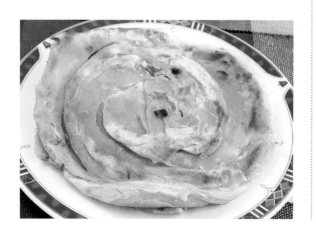

❋ 阳春面

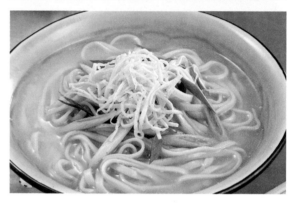

原料：

鸡蛋面条 100 克，鸡蛋 1 个，青蒜苗 3 颗，香油 5 克，花生油、精盐、高汤各适量。

做法：

❶ 将鸡蛋磕入碗内搅匀。将炒锅烧热，用洁布抹一层花生油，倒入蛋液，摊成蛋皮，取出切成细丝。将蒜苗洗净，切段。

❷ 下鸡蛋面条煮熟，捞出盛碗内，撒上蛋皮丝、青蒜段。

❸ 将高汤倒入炒勺中烧开，撇去浮沫，加精盐调味，再淋点香油，浇在面条上即成。

> **功效：** 滋阴润燥，养血安胎，消暑去热。适用于孕妇热病烦闷、燥咳声哑、胎动不安等症，可作为孕中期妇女夏、秋季节的保健食物。

孕四月易出现的不适与饮食对策

孕四月，胎盘已经形成，准妈妈流产的可能性降低，进入安定期。准妈妈孕吐基本结束，此时容易出现贫血、腿脚麻木、水肿、消化不良等症状。

孕期腿脚麻木、水肿的饮食对策

✦ 孕期腿脚麻木、水肿的原因

妊娠期由于胎儿生长发育，准妈妈的子宫增大，压迫下腔静脉，使静脉回流不畅，准妈妈长时间站立后易出现腿脚麻木、水肿等现象。

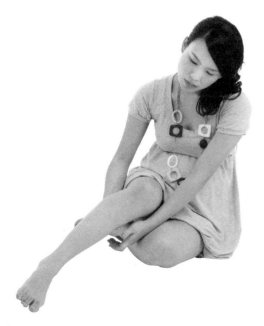

✦ 孕期腿脚麻木、水肿的饮食对策

注意饮食调节，多吃富含维生素 B_1 的全麦粉、糙米和瘦肉，多吃富含蛋白质的食物，如蛋、肉、鱼、乳、豆类、玉米等。孕妇还需要补充钙、铁和维生素等，多晒太阳，多吃各种绿色蔬菜、水果，以及瘦肉、猪肝、红枣、海带、紫菜等食物。

孕期消化不良的饮食对策

✦ 孕期消化不良的原因

怀孕后，由于体内的一些变化，孕妇常出现食欲不振、恶心、呕吐等消化不良症状。这是因为孕妇的胃肠蠕动减弱，胃酸分泌减少，加上逐渐增大的子宫压迫胃肠，妨碍消化活动。

✦ 孕期消化不良的饮食对策

孕妇因怀孕而产生的消化不良，一般不需要药物治疗，只要合理地调配饮食，就可使其得到不同程度的改善。食欲不振时要少食多餐，择其所好，吃一些清淡、易消化的食物，如粥、豆浆、牛奶以及水果等。少吃甜食及不易消化的油腻荤腥食物。

准妈妈心情烦躁的饮食对策

准妈妈为什么容易心情烦躁

怀孕后，准妈妈的情绪容易产生波动，这会对自身和胎儿造成不良影响。准妈妈该如何化解不良情绪呢？

准妈妈可把怀孕时产生的心理问题一一列出，咨询专业医师。学习生产的相关知识能帮助准妈妈控制和放松肌肉，在疼痛时转移注意力，减轻对生产的陌生感与恐惧感，从而充满信心地迎接生产。

还可让夫妻共同学习有用的生产经验，准爸爸的陪同将使准妈妈更有安全感。准妈妈试着从事一些感兴趣的活动，如种花、看书、听音乐等，或与亲友聊聊天，将不良情绪宣泄出来。如果忧虑感比较严重，可向专业人员进行咨询，以缓解不良情绪。

准妈妈心情烦躁的饮食对策

◎ 准妈妈应多吃一些能开胃健脾、使心情愉悦的食品。枣可以减轻疲劳，使人精神抖擞，充满力量；菠菜可以调和身体机能，维持人体的酸碱度，有助于舒缓准妈妈的心理压力；红萝卜不仅可以使心情愉悦，还能防止衰老，一举两得。

◎ 准妈妈应少吃容易产气的食物，如豆类、洋葱等，可避免心情烦躁。

◎ 烹调食物时，应注意食物的色、香、味，多变换食物的形状，引起准妈妈的食欲。准妈妈要注意减少每次进食的量，少食多餐。

◎ 改善准妈妈的就餐环境可以帮其转换情绪，激起准妈妈的食欲，从而借助食物缓解准妈妈烦躁的心情。

⊛ 调理食谱：百合莲肉炖蛋

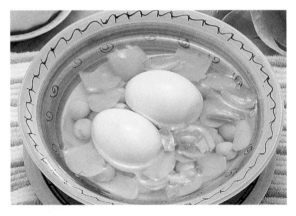

原料：

百合、莲子肉各 50 克，鸡蛋 2~3 个，冰糖适量。

做法：

❶ 将鸡蛋煮熟，去壳待用。将百合和莲子肉洗净。

❷ 将洗净的百合、莲子肉与鸡蛋同放入碗内，加适量冰糖，隔水炖半小时左右即可。

功效： 清心安神，健脾止泻。

孕四月常见疾病的饮食调理

孕期便秘的饮食调理

便秘是孕妇的常见病。怀孕期间，准妈妈的黄体素分泌增加，使胃肠道平滑肌松弛，蠕动减缓，导致大肠对水分的吸收增加，粪便变硬，从而出现排便不畅。

为预防便秘的发生，孕妇应适度劳动，并注意调剂饮食。平时饮食要含有充足的水分，要多吃含纤维素较多的新鲜蔬菜和水果。早晨起床后，先喝一杯凉开水，平时要养成良好的排便习惯。

✳ 孕妇预防便秘的方法

◎ 养成定时大便的良好习惯，不管有没有便意，都应按时去厕所。

◎ 多吃富含纤维素的绿叶蔬菜和水果。

◎ 适当活动，促进肠管蠕动，缩短食物通过肠道的时间，增加排便量。

◎ 每天早晨空腹饮一杯凉开水，这也是刺激肠管蠕动的好方法，有助于排便。

◎ 蜂蜜能润肠通便，可调水冲服。

✳ 调理食谱：金针菇拌菠菜

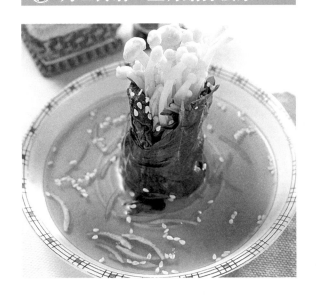

原料：

金针菇 200 克，菠菜 100 克，柚子 100 克，白芝麻、酱油、盐、香油各适量。

做法：

❶ 将金针菇焯水至熟，将柚子皮洗净切丝。将菠菜洗净切成小段，焯水待用。

❷ 将金针菇、菠菜、柚子皮混合在一起，加入酱油、盐和香油拌匀，撒上白芝麻即可。

功效： 富含膳食纤维，适用于防治便秘。

孕期腹泻的饮食调理

❂ 什么是腹泻

正常人每日排便一次，而孕妇则容易发生便秘，往往是隔日或数日排便一次。如果妇女妊娠后每日排便次数增多，便稀，伴有肠鸣或腹痛，这就表明发生了腹泻。腹泻对孕妇和胎儿都不利。

❂ 腹泻的原因

腹泻的常见原因有肠道感染、食物中毒性肠炎和单纯性腹泻等。对于轻症单纯性腹泻，一般服用止泻药即可治愈，对孕妇不会造成多大损害。

❂ 预防腹泻的饮食对策

孕妇一旦发生腹泻，千万不要轻视，应尽快查明原因，及时进行妥善治疗。同时应补足因腹泻丢失的水分和电解质，尤其是钾离子，还应补充因腹泻而失去的热量。

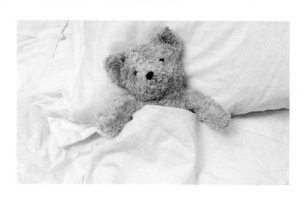

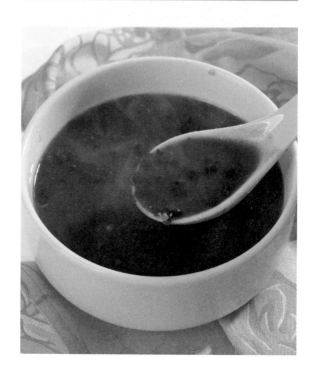

❂ 调理食谱：赤豆玉米粥

原料：

玉米须 50 克，赤小豆 15 克。

做法：

❶ 将玉米须、赤小豆洗净。

❷ 将上述用料一同入锅，加适量水，用旺火烧开后，改用小火，熬成稀粥。

功效： 可治疗腹泻。

第五部分

准妈妈孕五月饮食

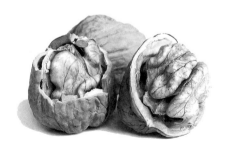

孕五月，为适应孕育宝宝的需要，准妈妈体内的基础代谢加快，子宫、乳房、胎盘迅速发育，需要足够的蛋白质和能量。胎儿的内脏和四肢进一步发育，身体各系统功能初步形成，大脑也开始逐渐发育长大。因此，准妈妈对营养素的足量摄取至关重要，应继续大量补充优质蛋白质、钙、锌等，还要适当添加能够预防感染的食品，如冬瓜、赤豆等。

准妈妈孕五月身体的变化

孕五月，母体的子宫如成人头般大小，肚子已大得使人一看便知是孕妇了。胸围与臀围变大，皮下脂肪增厚，体重增加。若前一个月还有轻微的孕吐，此时也会完全消失，食欲增加，身心处于稳定时期。可微微感到胎动。肠管会发出蠕动声音，会有肚子不舒服的现象。

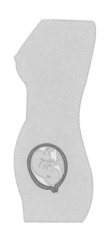

孕五月宝宝的发育状况

孕五月末，胎儿的身长约为 25 厘米，体重约 320 克。头约占身长的 1/3，鼻、口外形逐渐明显，开始生长头发、指甲。心跳有所增强，力量加大。骨骼、肌肉进一步发育，手足运动更加活泼，母体已开始感到胎动。胎儿大脑继续发育，需要足量的脂肪。

准妈妈孕五月饮食注意事项

❋ 准妈妈孕五月容易出现的不适

准妈妈体内铁质不足时，易造成贫血。准妈妈在孕五月容易出现头晕、失眠、分泌物增多、阴部瘙痒、腿部抽筋等不适。

❋ 针对准妈妈不适的饮食对策

◎ 要足量摄入蛋白质、钙、锌等营养素，多吃富含脂质的食物。

◎ 适当添加预防感染的食品，提高机体抗病能力。

❋ 适合孕五月食用的食物

◎ 富含蛋白质的食物有肉、鱼虾、蛋、豆制品、牛奶等。

◎ 富含脂肪的食物有核桃、芝麻、栗子、黄花菜、香菇、虾、鱼头、鹌鹑、鸭等。

◎ 能够预防感染、提高机体抗病能力的食品有冬瓜、赤豆等。

准妈妈孕五月饮食指导

孕妈咪五月营养要素

孕五月，为适应孕育宝宝的需要，准妈妈的基础代谢增加，子宫、乳房、胎盘迅速发育，需要更多的蛋白质和能量。胎儿的内脏和四肢进一步发育，身体各系统功能初步形成，大脑也开始发育长大。因此，准妈妈对营养素的足量摄取至关重要。

✸ 蛋白质

准妈妈每天蛋白质的摄入量应达到80~90克，以保证子宫、乳房发育，同时维持胎儿大脑的正常发育。鱼肉中含有丰富的蛋白质，准妈妈可适量多吃鱼肉。

✸ 热量

孕五月比未怀孕时需增加摄入热量10%~15%，即每天增加200~300千卡热量。为满足热能需要，应注意调剂主食的品种花样，如大米、高粱米、小米、红薯等。

✸ 矿物质

孕中期为保证钙等矿物质的摄入量，每天应饮用500毫升以上的牛奶或奶制品。为了补钙，还必须经常吃虾皮。要多吃蔬菜、水果，来补充维生素。

✸ 脂肪

胎儿大脑形成需要足量的脂肪，准妈妈应多吃富含脂质的食物，如鱼头、核桃、芝麻、栗子、桂圆、黄花菜、香菇、紫菜、牡蛎、虾、鸭、鹌鹑等。鱼肉含有两种不饱和脂肪酸，即二十二碳六烯酸（DHA）和二十碳五烯酸（EPA），这两种不饱和脂肪酸对胎儿大脑发育非常有好处，在鱼油中的含量要高于鱼肉，而鱼油又相对集中在鱼头，所以准妈妈可以适量多吃鱼头。

✸ 维生素

维生素A有促进生长的作用，孕五月准妈妈需要的维生素A比平时多20%~60%，每天摄入量为800~1200微克。准妈妈要多摄入维生素A、维生素C、维生素D和B族维生素。可以多吃蔬菜、水果来补充维生素。

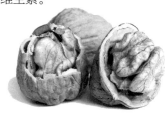

孕五月准妈妈一天食谱参考

孕五月准妈妈一日健康食谱

早餐	乌鸡糯米葱白粥，豆包1个，煮鸡蛋1个
加餐	酸奶1杯，核桃几枚
午餐	蒜蓉空心菜，西红柿烧牛肉，鱼头豆腐汤，米饭150克
加餐	牛奶1杯，腰果几枚
晚餐	桂花糯米糖藕，糖醋排骨，香菇油菜，面条1碗

怀孕就该吃俩人的饭吗

人们通常认为孕妇应吃俩人的饭。专家指出，准妈妈不应因妊娠而改变生活方式，建议如下：

◎ 每天不应补充过多热量，还应在医生的指导下消耗足够的热量。

◎ 妊娠期间需要每天增加300千卡的热量供应（相当于3杯脱脂牛奶所含的热量）。要坚持每天进餐三次，加餐两次，不要大吃大喝。

◎ 应多吃富含叶酸、维生素C和维生素A的水果和蔬菜。

◎ 少吃油炸食品和经食品工业加工处理过的食品。

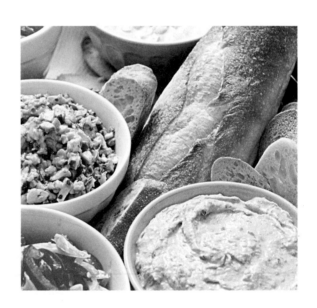

· 爱心提示 ·

科学的进食量应根据孕妇每日活动及劳动所需要的热量来计算，每个人的情况各有不同，应因人而异。

有助于补充矿物质的食物

研究表明，我国孕妇在妊娠时期对矿物质的摄入量普遍不足。因此，孕妇应选食含矿物质丰富的食品，纠正偏食。为补充矿物质，应选择以下食物：

可以补充矿物质的食物

补钙	宜多吃花生、菠菜、大豆、鱼、海带、核桃、虾、海藻、牛奶等
补铜	宜多吃糙米、芝麻、柿子、动物肝脏、猪肉、蛤蜊、菠菜、大豆等
补碘	宜多吃海带、紫菜、海鱼、海虾等
补磷	宜多吃蛋黄、南瓜子、葡萄、谷类、花生、虾、栗子、杏等
补锌	宜多吃粗面粉、大豆制品、牛肉、羊肉、鱼肉、牡蛎、花生、芝麻、奶制品、可可、无花果等
补锰	宜多吃粗面粉、大豆、胡桃、扁豆、腰子、香菜等
补铁	宜多吃芝麻、黑木耳、黄花菜、动物肝脏、蛋黄、油菜、蘑菇等
补镁	宜多吃香蕉、香菜、小麦、菠萝、花生、杏仁、扁豆、蜂蜜等
补DHA	应多吃海鱼、海虾，或服用 DHA 制品

孕妇不宜多吃精米精面

有的准妈妈长期只吃精米精面，很少吃粗粮，这样容易造成孕妇和胎儿微量元素和维生素的缺乏。

◉ 准妈妈缺乏微量元素的危害

人体必需的微量元素对孕妇和胎儿来说更为重要，孕妇缺乏微量元素，会引起严重的后果，如早产、流产、死胎、畸胎等。

◉ 准妈妈需要食用"完整食品"

"完整食品"即未经过细加工的食品或经过部分加工的食品，其所含营养比较丰富，尤其是微量元素。相反，经过细加工的精米精面，所含的微量元素和维生素常常已流失。因此，孕妇要多食用一些普通的谷类和面粉。

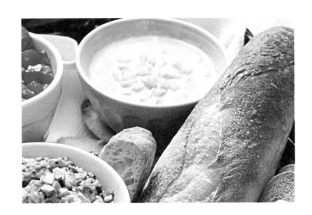

宝宝智力发育和孕期营养的关系

孩子的大脑由简单结构发育成为极其复杂的神经系统，一般需要经历 3 个发育高峰期：

◎ 胎儿期是孩子大脑发育的第 1 个高峰期。

◎ 从出生到 3 岁为大脑发育的第 2 个高峰期。

◎ 4~12 岁为大脑发育的第 3 个高峰期。

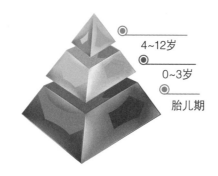

4~12岁

0~3岁

胎儿期

怀孕第 4 周末，胚胎形成原始脑细胞。怀孕第 12 周末，胎儿每分钟有 2 亿~2.5 亿个脑细胞形成。出生时，婴儿脑细胞的数目已达 130 亿~180 亿，和成人基本相同。

❋ 蛋白质和脂肪对宝宝智力发育的作用

蛋白质是脑细胞数量增加、体积增大的物质基础，蛋白质和脂肪是脑细胞核和细胞质的组成成分。

如果孕期蛋白质摄入不足，胎儿大脑重量就比较轻。如果胎儿脑部蛋白质含量低，色氨酸不足，就可致先天性白内障。脂肪中的必需不饱和脂肪酸是合成神经髓鞘的重要物质。

❋ 碳水化合物对宝宝智力发育的作用

碳水化合物可为脑代谢提供能量，能促进脑细胞的生长发育。

❋ 矿物质对宝宝智力发育的作用

钙和磷是颅骨的主要成分。锌缺乏可使脑细胞数量减少和脑功能低下。铬参与脑血管膜和脑膜的构成。

❋ 维生素对宝宝智力发育的作用

叶酸、维生素 A、维生素 B_1、维生素 B_{12} 等营养元素均与脑的发育及生理功能调节有密切关系。

因此，胎儿的脑发育离不开各种营养物质，准妈妈对营养物质的摄入应均衡、适量。如果某种营养素摄入过多，就会影响其他营养素的吸收，不利于胎儿大脑发育。

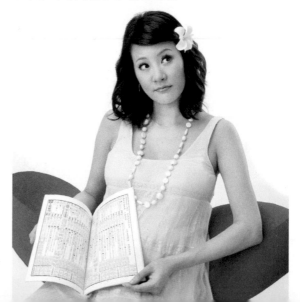

营养过剩对孕妇的影响

⊛ 营养过剩会增加难产率、剖宫产率和产后出血率

如果准妈妈身体肥胖，就会因为过多的脂肪占据骨盆腔，使骨盆腔的空间变小，增加胎儿通过盆腔的难度，使难产率和剖宫产率增高，难产及剖宫产率增高会导致产后出血率增高。

⊛ 营养过剩易导致其他疾病

某些营养物质的过度摄取还会导致不良后果，如钙摄入过多容易造成肾结石；钠摄入过多可导致高血钠，容易引起高血压；维生素 A、维生素 D 摄入过量会引起中毒；碘摄入过量可致高碘性甲状腺肿、甲状腺功能亢进等。

⊛ 营养过剩易发生妊娠期糖尿病

糖尿病发病的原因之一是胰腺负担过重，导致胰岛素的分泌量相对或绝对不足。

怀孕期间，由于要负担母婴两人的代谢，孕妇对胰岛素的需求量有所增加，胎盘分泌的雌激素、孕激素、胎盘生乳素又具有对抗胰岛素的作用，因此，孕妇胰腺的负担就更重了。

如果孕妇进食碳水化合物或脂肪过多，血液里的葡萄糖和血脂含量过高，会使胰腺的负担更重，使孕妇容易患上妊娠期糖尿病。

⊛ 营养过剩会导致孕妇肥胖

如果孕妇摄入过多营养，产生的热能超过人体需要，多余的热能就会转变成脂肪，堆积在体内，久而久之就成为肥胖者。如果孕期出现的肥胖在产后没有消除，就会形成生育性肥胖，将一直伴随女性终生，称为母性肥胖综合征。

肥胖者是高血压、心血管病、糖尿病的好发人群。脂肪摄入过多，除了容易导致肥胖外，还会引起高脂血症、高胆固醇血症等，这些与脑血管意外、动脉粥样硬化有直接关系，还可能导致脂肪肝、脂肪心、脂肪脑等。

⊛ 营养过剩易发生妊娠期高血压疾病

统计结果表明，患有病理性肥胖的孕妇患妊娠期高血压疾病的风险是正常妇女的五倍。

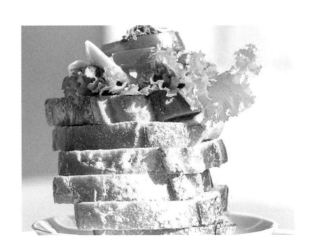

准妈妈孕五月食谱

适合孕五月饮用的饮料

⊛ 生姜乌梅饮

原料：

乌梅 10 克，姜 10 克，红糖 30 克。

做法：

将乌梅肉、生姜、红糖置入锅中，加水 200 毫升，煎汤。

用法：

每次 100 毫升，每日 2 次。

> **功效：** 生姜具有解毒杀菌的作用，生姜中分离出来的姜烯、姜酮的混合物有明显的止吐作用。

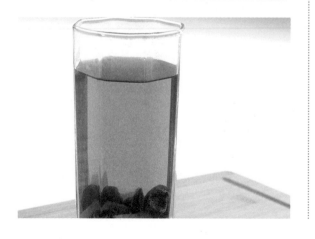

⊛ 当归补血茶

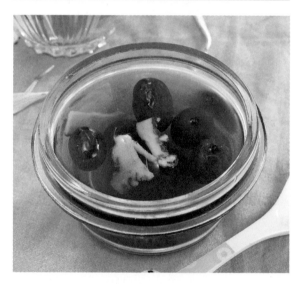

原料：

当归 10 克，熟地 10 克，大枣 30 克。

做法：

将当归、熟地、大枣置入锅内，加水煎煮，取汁。每日 1 剂，不拘时，代茶饮用。

> **功效：** 养血补血。适用于孕中期阴血亏虚所致的身体虚弱，面色萎黄等症。

适合孕五月食用的粥

⊛ 香菇荞麦粥

原料：

粳米 50 克，荞麦 30 克，香菇 30 克。

做法：

❶ 将香菇浸入水中，泡开，切成丝。

❷ 将粳米和荞麦淘洗干净，放入锅中，加适量水，大火煮。沸腾后放入香菇丝，转小火，慢慢熬制成粥即可。

功效： 荞麦含有丰富的亚油酸、柠檬酸、苹果酸和芦丁，适合准妈妈孕中期食用，对预防妊娠期高血压疾病有一定的作用。但荞麦较难消化，一次不宜多食。

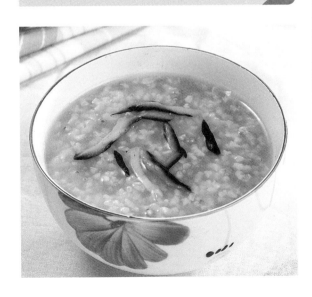

⊛ 牛肉粥

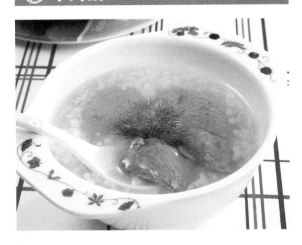

原料：

大米 300 克，去筋牛肉 500 克，小苏打 5 克，生抽、淀粉各适量。

做法：

❶ 把去筋的牛肉切成薄片。

❷ 将牛肉片用小苏打粉、生抽、淀粉加少许清水拌匀，腌 30 分钟。

❸ 把大米洗净煮粥。

❹ 粥熟时，放入腌好的牛肉片，待再滚便可调味食用。

功效： 补脾胃，益气血，强筋骨，适用于虚损羸瘦、脾弱不运、水肿、腰膝酸软等症。

适合孕五月食用的汤煲

✳ 猪蹄香菇炖豆腐

原料：

豆腐、丝瓜各200克，香菇50克，猪前蹄1只，食盐、姜、葱各适量。

做法：

❶ 将猪蹄、豆腐切块，将丝瓜切薄片。

❷ 将猪蹄放入锅中，加水，煮至肉烂，放入香菇、豆腐及丝瓜，并加入调味料，几分钟后可离火，分数次食用。

功效： 益气生血，养筋健骨。

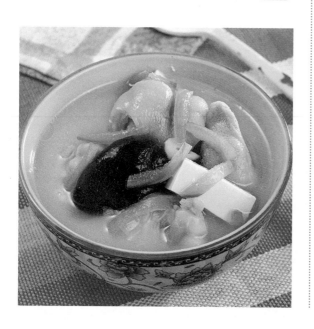

✳ 鲫鱼丝瓜汤

原料：

活鲫鱼500克，丝瓜200克，黄酒、姜、葱、盐各适量。

做法：

❶ 将鲫鱼洗净，背上剖十字花刀，两面煎，烹黄酒，加水、姜、葱，用小火炖20分钟。

❷ 将丝瓜洗净，切片。

❸ 将丝瓜片投入鱼汤，用旺火煮至汤呈乳白色，加盐稍煮即可。

功效： 益气健脾，清热解毒。

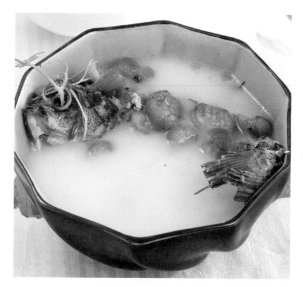

适合孕五月食用的凉菜

✳ 凉拌西红柿

原料：

西红柿4个（约500克），白糖125克，鲜嫩白菜帮少许。

做法：

❶ 将西红柿洗净，用开水烫一下，去皮去蒂，一切两半，再切成小月牙块。将西红柿块分三层摆在盘上。

❷ 将嫩白菜帮切去两头，再切成2厘米长的细丝，摆在西红柿块中心，撒上白糖即成。

功效： 清热凉血，营养丰富。

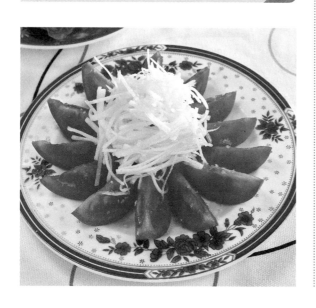

✳ 木耳拌芹菜

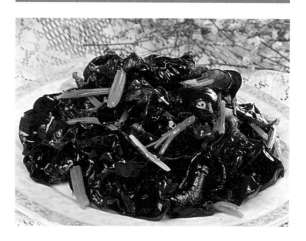

原料：

水发黑木耳100克，芹菜250克，精制油、精盐、红糖、胡椒粉、麻油各适量。

做法：

❶ 将水发木耳洗净，入沸水锅中焯一下，捞出，冷却后沥干。

❷ 将芹菜洗净，入沸水锅稍焯片刻，捞出，切成2厘米长的段，码入菜盘，并将木耳铺在芹菜段上。

❸ 另取锅加适量油，烧至六成热时加少许清水，加精盐、红糖、胡椒粉，混成调味汁，倒入木耳芹菜盘中，淋入麻油即成。

功效： 平肝降压，营养丰富。

适合孕五月食用的热炒

✺ 西芹炒百合

原料：

　　鲜百合2朵，西芹300克，植物油、鲜汤、姜、葱、精盐、生粉水、香油各适量。

做法：

❶ 将西芹洗净，切段。将百合洗净，掰成小瓣，入沸水焯后捞出。

❷ 将油锅烧热，炒香姜葱，加鲜汤、西芹、百合，调入盐，烧熟，用生粉水勾芡，淋上香油即成。

功效： 生津润燥，营养丰富。

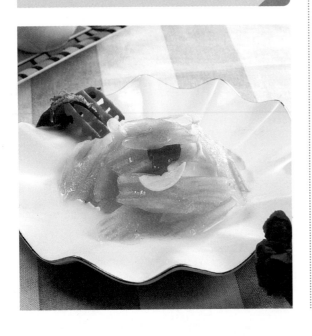

✺ 蒜蓉空心菜

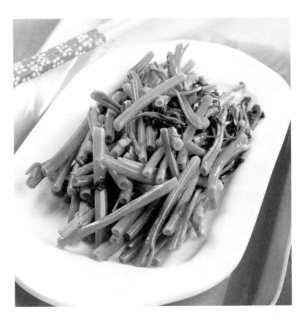

原料：

　　空心菜200克，葱蒜末、精盐、食用油各适量。

做法：

❶ 将空心菜择洗干净，切段，沥干水分。

❷ 将锅置于火上，加油烧至四成热时，放葱、蒜炒出香味，下空心菜炒至刚断生，加盐翻炒，即成。

功效： 富含维生素和膳食纤维。

适合孕五月食用的主食

⊛ 四仁包子

原料:

　　甜杏仁 25 克,松仁 25 克,核桃仁 15 克,花生仁 20 克,面粉 350 克,白糖 20 克,发酵剂、食用碱、植物油各适量。

做法:

❶ 将甜杏仁、松仁、核桃仁、花生仁一起剁碎,放入碗内,加入植物油、白糖,用手抓匀,制成四仁甜馅。

❷ 取面盆 1 个,放入面粉、发酵剂,然后加水和匀,待发酵后将碱水揉进,再加白糖、植物油揉匀,搓成条,揪成面剂,再压成面皮,包入四仁甜馅,捏好口,放在面板上,上笼蒸熟后取出即成。

功效: *滋养润肺,适用于治疗体倦乏力。*

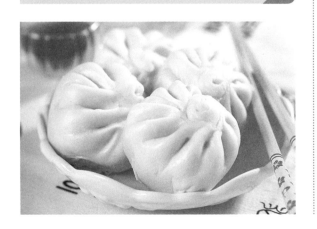

⊛ 牛肉焗饭

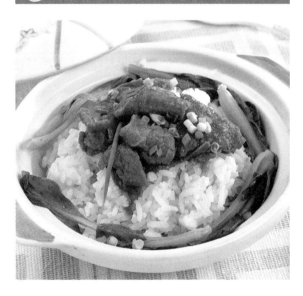

原料:

　　牛肉 250 克,香米 300 克,菜心 4 条,姜丝、葱花各 5 克,食用油、调味料适量。

做法:

❶ 将牛肉切片,用调味料、姜丝腌好。将菜心洗净,切去头尾,将香米洗净。

❷ 在煲中放米,放炉上,加适量清水、油少许,米离水面 2 厘米,待饭刚熟时,转用微火焖,放入牛肉焖 3 分钟,用焯熟的菜心围边,撒上葱花即成。

功效: *温暖脾胃,补中益气。*

孕五月易出现的不适与饮食对策

准妈妈头晕的饮食对策

◉ 准妈妈常会头晕

怀孕期间，孕妇全身会出现不同程度的生理变化，机体难以适应，就会出现多种多样的症状，头部眩晕就是其中之一。

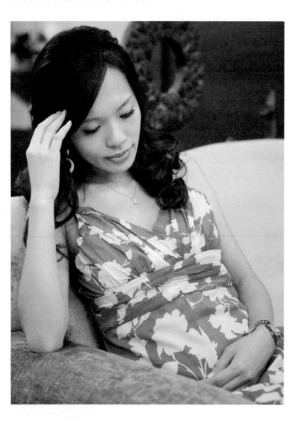

这是由于孕妇的自主神经系统失调，调节血管的运动神经不稳定，体位突然发生改变时，易因脑缺血而出现头晕。有的孕妇由于妊娠反应，进食少，血糖偏低，也容易头晕或眼花。

◉ 准妈妈头晕的原因

准妈妈体内的血量虽然会比平常增加许多，但大多集中在腹部，头部的血流灌注容易不足；再加上体重增加，使心脏的负担变重，孕妈咪一旦突然站起来，或者姿势变化太快，常常会有头晕的现象。孕期贫血也会引起头晕。如果孕妈咪在大热天久站，也容易头晕。

◉ 准妈妈头晕的饮食对策

准妈妈饮食宜清淡、易消化、富有营养，可以常食用鱼、瘦肉、蛋、蔬菜、水果等食物，采取少食多餐的原则。

准妈妈应忌食肥腻辛辣之品，如肥肉、辣椒、胡椒等容易助热和耗气的食品。不要因为怀孕就刻意地吃大鱼大肉，只需注意营养均衡即可。另外，为防止脱水，准妈妈白天应该多喝水，每晚保证至少有 7 小时的睡眠时间。

准妈妈失眠的饮食对策

❂ 准妈妈失眠的原因

◎ 怀孕后，准妈妈体内激素水平发生变化，引起情绪改变，容易导致失眠。

◎ 孕期准妈妈个人生活的改变，比如长期待在家里，没有事情做，过多的思虑和担心，也可诱发失眠甚至抑郁。

❂ 准妈妈失眠的改善对策

◎ 睡前可喝热牛奶，睡前 2 小时不要喝水，避免尿意增加，而必须频频起床上厕所。

◎ 睡觉前进行按摩，或等疲劳了再睡。

◎ 最好采取左侧卧睡，以防下腔静脉回流不畅而影响睡眠。双脚可向后微弯，并在两膝盖间夹一个枕头，这种姿势有助于消除疲劳。

◎ 床垫不要太软，可在腰部加枕头；或买"L"形枕，孕妇侧躺时可以支撑腹部，减少腹部下坠所造成的不适。

◎ 每日就寝和起床的时间要规律，尽量少喝有刺激性的饮料。

◎ 睡前洗温水浴。睡前 4 小时不要运动，因为运动会造成亢奋，导致准妈妈失眠。

◎ 白天可以进行一些和缓的运动，如走路、踩脚踏车（尽量在室内进行）、游泳、瑜伽等，这些活动可以帮助消耗体能，有助于睡眠，又不至于让孕妈咪过于疲劳。

❂ 准妈妈失眠的饮食对策

孕中期，准妈妈不宜食用油炸食物、高盐食物等容易影响情绪、干扰睡眠的食物。富含饱和脂肪酸的食物可能会改变孕妇体内的激素分泌水平，造成躯体上的不适，所以准妈妈也不宜在怀孕中期食用这类食物，也不要吃太凉或太甜的食物。孕妇最好不要在临睡前吃东西，以免因加重肠胃负担而造成失眠。

有些孕妇可能因为血虚而出现失眠，这时可以多摄取富含铁质的食物，如绿色蔬菜、贝类等，这些食物既营养健康又能改善睡眠。怀孕中期，孕妇常常抽筋，这也会大大影响睡眠的质量，所以在饮食方面应注意及时补充钙、镁及 B 族维生素，像睡前喝温牛奶就是比较好的方法。

此外，孕妇还要多摄取蔬菜和水果等富含膳食纤维和维生素 C 的食物，减少动物性蛋白质以及精制淀粉、白米饭、甜食的摄入，以避免失眠。

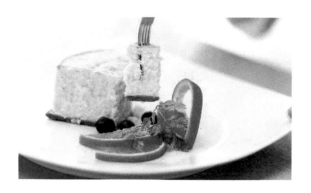

孕期分泌物增多与阴部瘙痒的饮食对策

分泌物增多与阴部瘙痒的原因

怀孕期间，受到体内激素水平变化的影响，阴道的分泌物增多，孕妈咪常感到黏腻湿热或瘙痒。怀孕中晚期，随着体重增加，骨盆腔下移，造成对阴部的挤压，更容易让孕妈咪的私密处闷热、不舒服，容易导致细菌、真菌滋生，轻则产生瘙痒、异味或外阴发炎，严重者则可能引起阴道炎，甚至盆腔炎，影响胎儿健康。

预防与处理方法

◎ 建议准妈妈穿着宽松、透气的衣物，避免闷热、挤压、摩擦。可以使用乳液，减缓摩擦或刺激感。

◎ 不要过度清洁阴部，以免发生刺激性外阴炎或干燥性外阴炎。

◎ 准妈妈可以使用卫生护垫，但一定要2~3小时更换一次，因为如果不及时更换，反而更容易导致感染。可多准备几条棉质内裤或使用免洗内裤，以便更换。

◎ 如果分泌物凝聚成块，或呈豆腐渣状，且合并阴部瘙痒灼热感，要考虑是否患真菌性阴道炎，必须就医。

◎ 有些孕妇因感染，一直使用清洁剂或阴道冲洗液，医生并不建议这样做。这样会使正常细菌菌落被抑制，反而会使不正常的真菌菌落滋生，造成更加严重的阴道炎。

调理食谱：黄芪小米粥

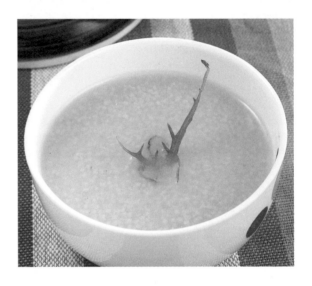

原料：

小米、黄芪各30克。

做法：

将小米、黄芪用水煎。

功效： 主治妊娠妇女小腹下坠、白带增多等症。黄芪味甘性微温，具有补气升阳、益气固表、利水退肿的功效，故可治疗中气下陷所致的小腹下坠、白带增多等症。

孕期腿部抽筋的饮食对策

❋ 孕期腿部抽筋的发生原因

孕妇腿部抽筋的现象常发生在怀孕中期，孕五月的孕妈咪经常抽筋，也常在睡梦中抽筋。抽筋的发生原因如下：

◎ 子宫变大，下肢负担增加，下肢血液循环不良。寒冷也可能引起抽筋。

◎ 抽筋常发生在夜晚时分，这是由不当的睡眠姿势维持过久所致。

◎ 孕妇的钙质或其他矿物质不足，或体内钙、磷比例不平衡，会导致体内电解质不平衡，也容易引起抽筋。

❋ 孕期腿部抽筋的饮食对策

准妈妈要保持营养均衡，多摄入高钙食物，如奶和奶制品、豆制品、鸡蛋、海带、黑木耳、鱼虾等。维生素 D 能调节钙磷代谢，促进钙吸收，除了服用维生素 D 外，也可通过晒太阳的方式在体内合成维生素 D。

◎ 均衡饮食，多吃富含钙质的食物或服用钙片。适量补充镁也可改善抽筋。

◎ 做好腿部保暖，可进行局部按摩、热敷。

◎ 睡觉时最好左侧躺睡，睡觉前把脚垫高，维持较好的血液回流状态有助于预防抽筋。

◎ 适当休息，避免腿部过度疲劳。

◎ 当腿部抽筋发生时，孕妇可平躺，将腿部伸直，脚跟抵住墙壁；也可以请人协助，一手按住孕妇的膝盖，另一手将足部往小腿方向向上推，以拉直小腿；或是孕妇站立扶好，腿部伸直，脚跟着地。

❋ 调理食谱：煎蛤仁蛋饼

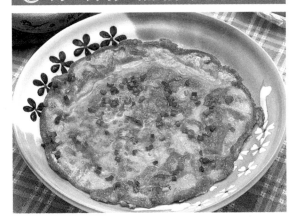

原料：

蛤仁 250 克，鸡蛋 4 个，韭菜 50 克，葱花、精盐、料酒、香油、高汤、花生油各适量。

做法：

❶ 将蛤仁洗净，放入器皿中，加入鸡蛋、精盐打散搅匀。将韭菜洗净，切成末。

❷ 将锅置于火上，倒油，待油六成热时放入葱花煸出香味，倒入蛤仁、鸡蛋，煎至两面焦黄，加入高汤、精盐、料酒、韭菜，稍煎，淋上香油即可。

功效： 蛤肉富含钙质，适用于预防抽筋。

孕五月常见疾病的饮食调理

孕期缺铁性贫血的饮食调理

⊛ 什么是缺铁性贫血

　　缺铁性贫血是妊娠期最常见的一种并发症，是怀孕期间最容易出现的现象。世界卫生组织的最新资料表明，孕期有 50% 的孕妇合并贫血，缺铁性贫血占妊娠期贫血的 95%，巨幼细胞性贫血占 0.7%，再生障碍性贫血占 0.03%~0.08%。

⊛ 孕期缺铁性贫血的发生原因

　　孕期发生缺铁性贫血主要是由孕妇怀孕后对铁的需要量增加，而铁摄入量不足引起的。

　　为预防早产、流产，满足孕期血红蛋白合成增加和胎儿铁储备的需要，孕妈咪应常吃含铁丰富的食物。孕中期每天铁的推荐摄入量比孕前增加 4 毫克，达到 24 毫克。

⊛ 孕期缺铁性贫血的饮食对策

　　正常妇女的铁的微量排泄和代偿摄取量保持着动态平衡。妊娠以后，铁的需要量逐渐增加，孕妇会因铁元素吸收不足而产生缺铁性贫血。食疗法是治疗和预防缺铁性贫血的有效手段之一。若是轻度贫血，只需调理饮食，即可改善贫血状态。

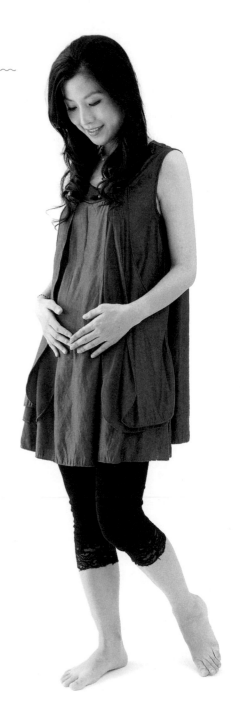

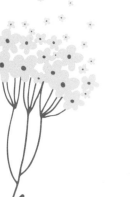

缺铁性贫血者宜食食物

多吃含铁量高的食物	含铁量高的食物包括动物肝脏、瘦肉、蛋黄、海带、黑芝麻、菠菜、黑木耳、黄豆、黑豆、紫菜、大米、玉米、麦芽、李子、桃、杏、苹果等
足量的高蛋白食物	高蛋白饮食可促进铁的吸收，铁也是合成血红蛋白的必需物质，高蛋白食物包括肉类、鱼类、禽蛋等
常吃富含维生素C的新鲜水果和绿色蔬菜	富含维生素C的食物包括橘子、山楂、西红柿、青椒、青笋等。维生素C有参与造血、促进铁吸收利用的功能。在日常饮食中，应注意调配上述食物，尽量做到食物的多样化

⊛ 调理食谱：核桃明珠

原料：

鲜虾 400 克，核桃肉 50 克，芦笋、红萝卜适量，蒜蓉、绍酒、盐、白糖、生粉、蛋白、食用油、芝麻油、胡椒粉、蚝油各适量。

做法：

❶ 将核桃肉放入开水中煮 3 分钟，取出沥干，放入温油中炸至微黄色，盛出待用。

❷ 将虾去壳，剔除虾线，切双飞片，用盐腌一下，加入白糖、生粉、蛋白、胡椒粉、蚝油拌匀。

❸ 将锅烧热，下油爆香蒜蓉，加入芦笋、红萝卜略炒，放入虾，加绍酒，下核桃肉急火炒至虾熟，淋入芝麻油即可。

功效：鲜虾、核桃富含蛋白质和不饱和脂肪酸，有补血的功效。

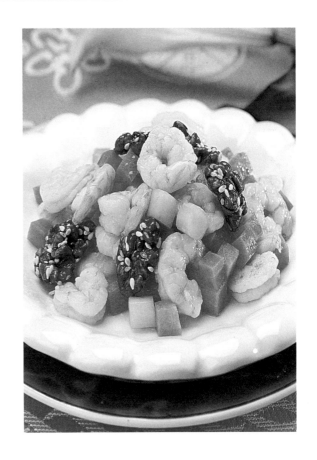

孕期痔疮的饮食调理

◉ 孕期痔疮的发生原因

孕期痔疮发作，甚至出血，常让孕妈咪感到相当苦恼。痔疮发生的原因有以下几种：

◎ 增大的子宫阻碍肛门附近的血液回流，静脉肿胀，造成痔疮。

◎ 孕妈咪喝水过少或摄入纤维素过少，口味过于辛辣，或容易便秘，就会引起痔疮。

◎ 有些孕妈咪久站或久坐，也容易引起痔疮。

◎ 有些孕妈咪孕期体重增加过多，腹压过大，或腹部用力，也容易引起痔疮。

◉ 孕期痔疮的改善方法

◎ 多吃富含纤维素的蔬菜和水果，饮食要清淡，多喝酸奶，多喝水。

◎ 便秘易形成痔疮，要养成定时、定量、高纤的饮食习惯，避免便秘。

◎ 上厕所时放松心情，以免出血。养成良好的排便习惯，解便时勿看书报，不要蹲坐太久，以免造成肛门血液循环不良。

◎ 避免提重物。

◎ 可在洗澡时用温水冲肛门周围，或使用温水坐浴，以促进肛门周围的血液循环，减少痔疮的发生。

◎ 孕妈咪要节制食欲，控制好体重，避免痔疮发作。可请医师开药涂抹患处。

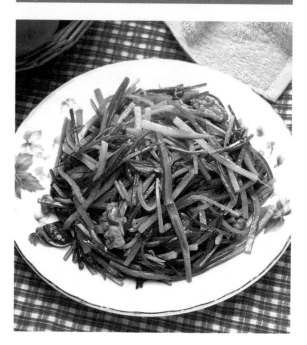

◈ 调理食谱：红焖萝卜海带

原料：

萝卜250克，海带150克，丁香、大茴香、桂皮、花椒、核桃仁、花生油、酱油各适量。

做法：

❶ 将海带用水浸泡24小时（中间换水2次），洗净切丝。将萝卜洗净，切成粗丝。

❷ 将油烧热，加海带丝炒几下，放入丁香、大茴香、桂皮、花椒、核桃仁、酱油及清水烧开，改中火烧至海带将烂，再放入萝卜丝焖熟即可。

功效： 富含膳食纤维，利水通便。

第六部分
准妈妈孕六月饮食

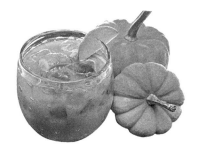

孕六月，胎儿生长发育明显加快，骨骼开始骨化，大脑的重量继续增加。准妈妈应开始进行蛋白质、脂肪、钙、铁等营养素的储备。此时准妈妈循环血量增加，容易出现生理性贫血，易疲劳，应特别注意补充优质蛋白质、铁、锌、钙，此外，还应限制食盐的摄入量。

准妈妈孕六月身体的变化

孕六月，准妈妈的子宫变得更大。肚子越来越凸出，腹部更沉重，体重日益增加，行动更为吃力。乳房外形饱满，用力挤压时会有稀薄的淡黄色乳汁（初乳）流出。几乎所有的孕妇都能清晰地感觉到胎动。

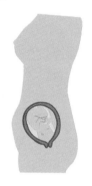

孕六月宝宝的发育状况

孕六月，胎儿身长约30厘米，体重约630克。全身都是皱纹，皮肤表面有白色胎脂。胎儿骨骼开始骨化，骨骼更结实，头发更长，长出眉毛和睫毛。脸形清晰，仍很瘦。胃肠会吸收羊水，肾脏能排泄尿液。此时用听诊器可听出胎儿心音，胎儿不仅有感觉，而且能对母亲细微的情绪、情感差异做出敏锐的反应。乳牙牙胚开始发育，大脑重量继续增加，需要更多的蛋白质、钙质和脂肪等营养素。

准妈妈孕六月饮食注意事项

◉ 准妈妈孕六月容易出现的不适

母体循环血量增加，易出现生理性贫血，还容易出现疲劳、水肿、便秘等现象，还容易长痘痘、黄褐斑、妊娠纹等。

◉ 针对准妈妈不适的饮食对策

◎ 准妈妈应均衡摄取各种营养，以满足母体与胎儿的需要，尤其是铁、钙、蛋白质的摄入量应该增加。

◎ 为避免水肿现象加重，应控制盐分的摄入量。

◎ 这段时期准妈妈容易便秘，应多吃含纤维素的蔬菜、水果，牛奶是有利于排便的饮料，应多饮用。

◉ 适合孕六月食用的食物

多吃富含蛋白质的食物，如肉、鱼虾、蛋、豆制品、乳类等。多吃富含维生素和矿物质的食物，如蔬菜、蛋类、肝脏、乳类、豆类、海产品、瘦肉、新鲜水果等。多吃富含纤维素的食物，如蔬菜、水果等。

准妈妈孕六月饮食指导

孕妈咪六月营养要素

⊛ 蛋白质

世界卫生组织建议，准妈妈在孕中期，每日应增加摄入优质蛋白质15克。在准妈妈的膳食中，动物性蛋白质应占全部蛋白质的一半，另一半为植物性蛋白质。

⊛ 热量

一般来说，孕六月准妈妈热量的需要量应比孕早期增加200千卡。多数女性孕中期工作量减少，家务劳动和其他活动也有所减少，所以热量的增加应因人而异，根据体重的增长情况进行调整。准妈妈体重的增加一般应控制在每周0.3~0.5千克。建议用红薯、南瓜、芋头等代替部分米、面，可以在提供能量的同时，供给更多的矿物质和维生素，南瓜还有预防妊娠期糖尿病的作用。

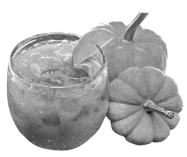

⊛ 矿物质

孕六月，还应强调钙和铁的摄入，另外碘、镁、锌、铜等也是准妈妈和宝宝不可缺少的营养素。因此，准妈妈要多吃蔬菜、蛋类、动物肝脏、乳类、豆类、海产品等。

⊛ 维生素

准妈妈在孕六月，对B族维生素的需要量有所增加。B族维生素无法在体内存储，必须有充足的供给才能满足机体的需要。准妈妈要多吃富含维生素的食品，如瘦肉、肝脏、鱼类、乳类、蛋类、绿叶蔬菜、新鲜水果等。

⊛ 脂肪

准妈妈孕六月每日食用的植物油以25克左右为宜，总脂肪量为50~60克。

⊛ 水

准妈妈每天至少喝6杯水。有水肿的准妈妈晚上应少喝水，白天要喝够量。多喝水也是保证排尿畅通、预防尿路感染的有效方法。

孕六月准妈妈一天食谱参考

孕六月准妈妈一日健康食谱

早 餐	牛奶 1 杯，面包 100 克，煎蛋 1 个
加 餐	酸奶 1 杯，橘子 1 个
午 餐	红枣鲤鱼，西芹炒百合，家常豆腐，养血安胎汤，米饭 150 克
加 餐	豆浆 1 杯，西红柿 1 个
晚 餐	珊瑚白菜，酸辣黄瓜，鲫鱼丝瓜汤，面条 1 碗

准妈妈进食不宜狼吞虎咽

孕妇进食是为了充分吸收营养，保证自身和胎儿的需要。狼吞虎咽的饮食习惯会使食物不经过充分咀嚼就进入胃肠道，狼吞虎咽的弊端有以下几种：

❀ 狼吞虎咽使食物无法与消化液充分接触

食物未经充分咀嚼就进入胃肠道，与消化液接触的面积会大大缩小，影响食物与消化液的混合，导致相当一部分营养成分不能被吸收，这就降低了食物的营养价值，对孕妇和胎儿都不利。食物咀嚼不够，还会加大胃的负担，损伤消化道黏膜，导致孕妇易患肠胃病。

❀ 狼吞虎咽使消化液分泌较少

人体将食物的大分子结构变成小分子结构，是靠消化液中的各种消化酶来完成的。慢慢咀嚼食物引起的胃液分泌量，比食物直接刺激胃肠而引起的胃液分泌量多，含酶量高，持续时间长，对人体摄取食物营养更有利。

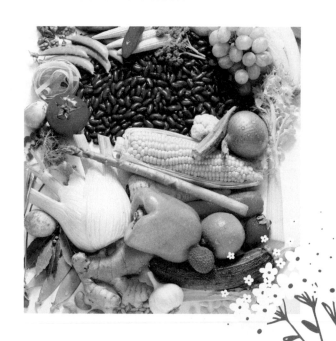

· 健康小百科 ·

提倡细嚼慢咽，增加对食物的咀嚼次数，有利于人体对营养的吸收。对一般人来说是如此，对需要更多营养成分的孕妇更是如此。

准妈妈切莫吃得过多

很多准妈妈怕孕期营养不够，猛吃猛喝，又缺乏运动，造成摄入和消耗不均衡，导致超重。

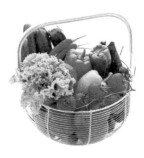

⊙ 孕期体重增加的标准量

整个孕期，孕妇体重应增加 10~15 千克，食量比平时增加 10%~20%。身体欠佳的准妈妈也不要盲目进补，应在医生指导下缺什么补什么。

⊙ 药补不如食补，食补不如心补

怀有健康、愉快的心情，相信自己会拥有一个活泼可爱的宝宝，才是最有效的保健方式。孕妇要合理进食，既不能营养不足，也不要营养过剩，要做到营养适度，荤素搭配，注意活动，防止由于营养过剩出现高血压和"巨大儿"。

准妈妈不宜过多食用鱼肝油

鱼肝油的主要成分是维生素 A 和维生素 D，常用于防治夜盲症、佝偻病等。但是，孕妇不可盲目补充鱼肝油，过量补充鱼肝油对孕妇和胎儿都有害。

资料表明，孕妇过量服用维生素 A，会出现进食量锐减、头痛及精神烦躁等症状。

鱼肝油所含的维生素 D 可促进人体对钙和磷的吸收，但孕妇体内如果积蓄过多维生素 D，则对胎儿不利。研究表明，如果孕妇体内维生素 D 含量过多，会引起胎儿主动脉硬化，影响其智力发育，导致肾损伤及骨骼发育异常。

胎儿在母体内长到 5 个月时，牙齿开始钙化，骨骼迅速发育，特别需要对钙质的补充。

建议孕妇经常到户外活动，接触阳光，这样在紫外线的照射下，孕妇自身可以制造维生素 D，不需要长期服用鱼肝油，也完全可以保证胎儿正常发育。

孕妇还可以多吃肉类、蛋类和骨头汤等富含钙质的食物。

另外，孕妇晚上临睡觉以前可以喝一杯热牛奶，因为牛奶的含钙量也是很高的，而且非常容易被人体吸收。

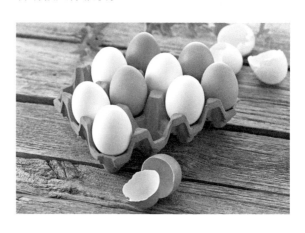

准妈妈不宜多吃动物肝脏

✳ 动物肝脏中维生素 A 含量较高

妊娠期间，尤其在怀孕前 3 个月，孕妇每天摄入的维生素 A 超过 15000 国际单位，会增加胎儿畸形的危险。通常孕妇每天需维生素 A 3000~5000 国际单位。同量的牛、羊、鸡、鸭等动物肝脏的维生素 A 含量均高于猪肝，其中鸡肝中的含量数倍于猪肝。为了保障下一代的健康和安全，提醒孕妇不宜多吃动物肝脏及其制品。

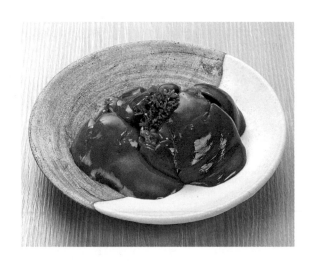

✳ 准妈妈应多吃富含 β-胡萝卜素的新鲜果蔬

为保证在妊娠期内摄入足够的维生素 A，孕妇可多吃一些富含 β-胡萝卜素的新鲜果蔬。胡萝卜素可以在人体内转变为维生素 A，孕妇补充

β-胡萝卜素还可获得叶酸，有助于预防胎儿先天性无脑畸形，可谓一举两得。

准妈妈不宜多吃鸡蛋

吃鸡蛋过多易导致蛋白质中毒综合征。鸡蛋富含营养物质，许多孕产妇喜欢多吃鸡蛋，以补充营养、增强体质。然而，吃鸡蛋过多往往会出现副作用，如腹部胀闷、头目眩晕、四肢无力，严重的可致昏迷。现代医学称这些症状为蛋白质中毒综合征。

✳ 准妈妈不宜多吃鸡蛋的原因

准妈妈肠胃机能有所减退，多吃鸡蛋会增加消化系统的负担。如果体内蛋白质含量过高，在肠道中就会造成异常分解，产生大量有毒的氨。氨一旦溶于血液，未完全消化的蛋白质就会在肠道中腐败，分解出对人体有害的物质。

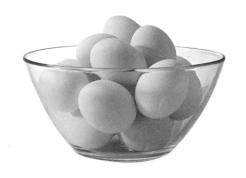

准妈妈不宜多吃盐

◉ 孕妇多吃盐的危害

妇女在怀孕期间易患水肿和高血压，因此孕妇不宜多吃盐。孕妇常吃过咸的食物，可导致体内钠潴留，引起水肿，影响胎儿的正常发育。一点盐都不吃对孕妇也并非有益，只有适当少吃盐才是必要的。若出现以下情况，就应忌盐：

◎ 如果患有某些与妊娠有关的疾病（心脏病或肾病），孕妇必须从妊娠一开始就忌盐。

◎ 孕妇体重增加过度，同时出现水肿、血压增高、妊娠中毒症状者都应忌盐。

◉ 什么是忌盐饮食

忌盐饮食是指每天摄入氯化钠不超过 2 克。正常进食每天带给人体 8~15 克氯化钠，其中 1/3 由主食提供，1/3 来自烹调用盐，另外 1/3 来自其他食物。无咸味的提味品可使孕妇逐渐习惯忌盐饮食，如新鲜番茄汁、无盐醋渍小黄瓜、柠檬汁、醋、无盐芥末、香菜、大蒜、洋葱、葱、韭菜、丁香、香椿、肉豆蔻等，也可食用全脂或脱脂牛奶，以及用低钠制作的酸奶、乳制甜奶。

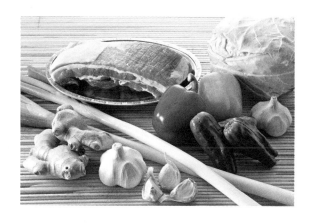

准妈妈不宜长期采用高脂肪饮食

在妊娠期，孕妇肠道吸收脂肪的功能增强，血脂相应升高，体内脂肪堆积也有所增多。妊娠期能量消耗较多，而糖类的贮备减少，这对分解脂肪不利，常因氧化不足而产生酮体，易引发酮血症，孕妇可出现尿中有酮体、严重脱水、唇红、头昏、恶心、呕吐等症状。

专家指出，脂肪本身不会致癌，但长期多吃高脂肪食物，会使大肠内的胆酸和中性胆固醇浓度增加，这些物质的蓄积能诱发结肠癌。同时，高脂肪食物可促进催乳激素的合成，促使乳腺癌的发生，这对母婴健康十分不利。

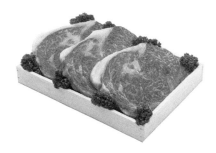

准妈妈不宜长期采用高糖饮食

医学专家发现，血糖偏高的孕妇生出体重过高胎儿的可能性、胎儿先天畸形的发生率分别是血糖偏低孕妇的 3 倍、7 倍。孕妇在妊娠期肾的排糖功能能有不同程度的降低，血糖过高，会加重孕妇肾脏的负担，不利于孕期保健。

准妈妈要注意补钙

⚘ 钙质在人体内的作用

钙是人体骨骼和牙齿的主要成分。钙能降低毛细血管和细胞膜的通透性，控制炎症和水肿，降低神经肌肉的兴奋性，对心肌有特殊作用，有利于心肌收缩，维持心跳节律。

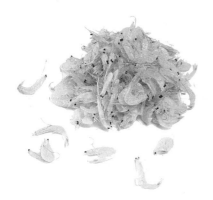

⚘ 孕妇缺钙的危害

如果孕妇长期缺钙或缺钙程度严重，不仅可使母体血钙水平降低，诱发小腿抽筋或手足抽搐，还可导致骨质疏松，进而产生骨质软化症，胎儿也可能出现先天性佝偻病和缺钙性抽搐。

⚘ 孕期需补充的钙量

成年妇女体内含钙约 1000 克。妊娠后期胎儿体内含钙约 30 克，胎盘含钙约 1 克，此外母体尚需贮存部分钙，总计增加钙 50 克左右。这些贮存的钙均需由妊娠期膳食予以补充。

⚘ 补钙的食品

◎ 奶和奶制品含钙比较丰富，吸收率也高。

◎ 鱼罐头（可连骨食入）、鱼松（连骨粉）、小虾皮等也是钙的良好来源。

◎ 豆类及豆制品也含有较丰富的钙。

◎ 核桃仁、榛子仁、南瓜子等也含有较多的钙，孕妇可以适当增加食用量。

◎ 孕妇还可以在医生的指导下补充维生素D，有利于钙的吸收。

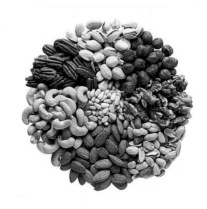

补钙过量对宝宝不利

孕妇长期采用高钙饮食，大量服用鱼肝油，过量加服钙片、维生素 D 等，对胎儿有害无益。胎儿有可能患高血钙症，出生后婴儿囟门过早关闭、腭骨变宽而突出、鼻梁前倾、主动脉窄缩，既不利于胎儿生长发育，又有损颜面美观。孕妇血中钙浓度过高，会出现软弱无力、呕吐和心律失常等，不利于胎儿生长。因此，孕妇不要随意大量服用钙制剂和鱼肝油。

有的宝宝出生时萌出牙齿，原因有二：

○ 婴儿早熟。

○ 孕妇在妊娠期间大量服用钙剂、高钙食品或维生素 D，使胎儿的牙因过早钙化而萌出。

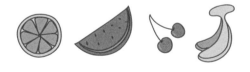

> · 医师指点 ·
>
> 孕妇在妊娠前期每日需钙量为 800 毫克，后期可增加到 1100 毫克，从日常的鱼、肉、蛋等食物中合理摄取就足够了。

孕妈咪需要更多的铁

◉ 缺铁性贫血的主要原因

怀孕后母体需血量明显增加，对铁的需要量也相应增加。胎儿自身造血及身体生长发育都需要大量的铁，且只能靠母体供给。为应对分娩时的出血及乳汁分泌，也需在孕期储备一定量的铁。

孕妇要通过日常膳食摄取铁质来满足以上各种需求很困难，所以孕期缺铁性贫血较为常见。

◉ 准妈妈服用铁剂的方法

常用的补铁口服药是硫酸亚铁，每次 0.3~0.6 克，每日 3 次，也可服用 10% 枸橼酸铁胺 10 毫克，每日 3 次，或葡萄糖酸亚铁、右旋糖酐铁等。服用铁剂的同时最好加服维生素 C 100 毫克，有利于铁的吸收。贫血被纠正后还应继续服药 1~2 个月，此时每天服 1 次即可。

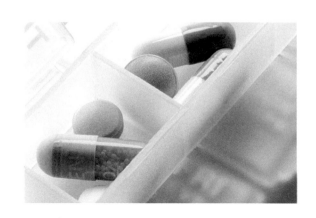

准妈妈孕六月食谱

适合孕六月饮用的饮料

✦ 鲜柠檬葡萄汁

原料：

鲜柠檬 1 个，葡萄 1 串。

做法：

将鲜柠檬、葡萄用水煎。

用法：

饮服。

功效：预防妊娠期高血压疾病。

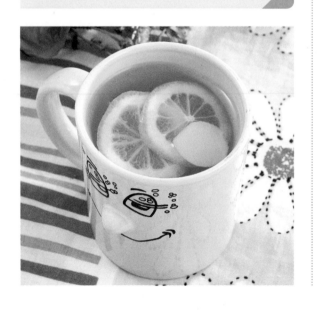

✦ 胡萝卜苹果奶汁

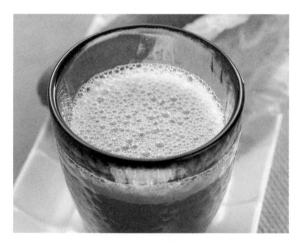

原料：

胡萝卜 80 克，苹果 100 克，熟蛋黄 1/2 个，牛奶 80 毫升，蜂蜜 10 毫升。

做法：

将苹果去皮、去核，将胡萝卜洗净，连同余下的原料一起，放入食品粉碎机内，搅打均匀。

功效：含丰富的维生素A、维生素D，以及钙、磷等矿物质，对促进胎儿生长发育有很大帮助。

适合孕六月食用的粥

❀ 安胎鲤鱼粥

原料：

　　鲤鱼1尾，苎麻根1.5克，糯米100克，盐适量。

做法：

❶ 将鲤鱼洗净，切块，煮汤，去肉留汤。

❷ 将苎麻根放入锅中，煮汤，去渣取汁。将糯米淘洗干净。

❸ 将原料放锅内，小火煮粥，加盐即可。

> **功效：** 安胎，止血，消肿，可防治胎动不安、尿少水肿等症。

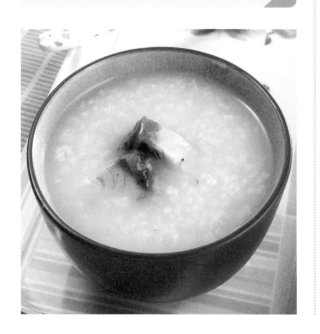

❀ 茼蒿粥

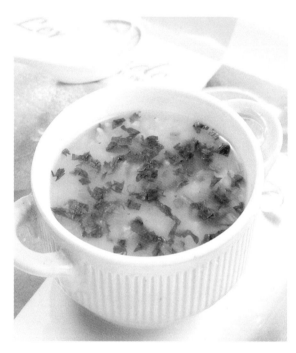

原料：

　　茼蒿100克，粳米200克，冰糖50克。

做法：

❶ 将粳米浸泡洗净，在锅内加入开水，慢火煮熬。

❷ 将茼蒿切成碎末，加入冰糖，稍煮即可。

> **功效：** 健脾开胃，消痰利水，适用于大便不通、小便不利等症。

适合孕六月食用的汤煲

❀ 西红柿炖牛肉

原料：

牛肉、西红柿各 150 克，酱油、精盐、葱花、姜末、料酒、色拉油各适量。

做法：

❶ 将牛肉、西红柿切成块。

❷ 在锅内倒入少许油，放入牛肉、酱油，炒至变色，放入葱、姜、精盐、料酒，拌炒，加水浸过牛肉，煮开后放入西红柿，炖烂即成。

功效： 此菜富含蛋白质、维生素、钙等营养素，有补脾胃、益气血、补虚弱、壮筋骨的功效，可清热生津，补中益气，化痰熄风，强健筋骨，适用于孕早期、孕中期、孕晚期及产后调补。

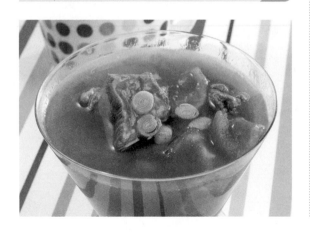

❀ 鱼头豆腐汤

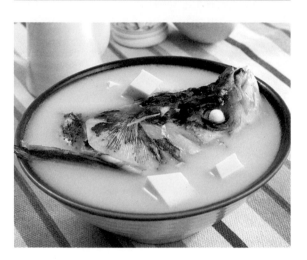

原料：

嫩豆腐 2 盒，鲜鲢鱼头 1 个 (600 克)，水发冬笋 75 克，米酒、醋、姜、葱、白糖、盐、白胡椒粉、香菜、高汤、植物油各适量。

做法：

❶ 将鱼头洗净，从中间劈开，再剁成几大块，用厨房纸巾蘸去水分。将豆腐切成厚片，将笋、姜洗净切片。

❷ 用大火烧热炒锅，下油烧热，将鱼头块入锅煎 3 分钟，表面略微焦黄后加入汤 (或清水)，大火烧开。放醋、米酒，煮沸后放入葱段、姜片和笋片，盖上锅盖，焖炖 20 分钟。烧至奶白色后调入盐和糖，撒入白胡椒粉和香菜段即可。

适合孕六月食用的凉菜

⊛ 酸辣黄瓜

原料：

嫩黄瓜250克，大蒜20克，精盐、食醋、白糖、香油各适量。

做法：

❶ 将大蒜剥去外皮，用冷开水洗净，捣泥。

❷ 将黄瓜去蒂，用冷开水洗净，切成片放入碗中，加入精盐腌一会，滗去水，放入蒜泥、食醋、白糖、精盐、香油搅拌均匀即可食用。

功效： 黄瓜含有维生素E、丙醇二酸、纤维素等营养物质，有清热利水、解毒止渴、润肠通便的功效，是孕妇进食的佳肴。

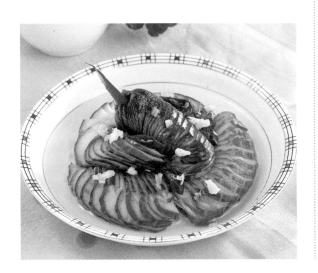

⊛ 凉拌双耳

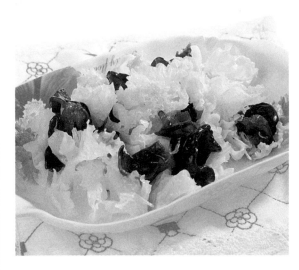

原料：

黑木耳150克，银耳150克，精盐、芝麻油、胡椒粉各适量。

做法：

❶ 将黑木耳、银耳用开水泡发，除去杂质，洗净，盛入汤盆中。

❷ 加入精盐、胡椒粉、芝麻油拌匀即成。

功效： 滋阴补肾，益气养阴。

适合孕六月食用的热炒

✳ 红枣鲤鱼

原料：

鲤鱼 1 条，红枣 10 粒，黑豆 20 克，调味品适量。

做法：

❶ 宰杀鲤鱼，将鲤鱼去鳞、鳃、内脏，洗净。将黑豆炒至豆壳裂开。将红枣洗净。

❷ 将鱼、红枣、黑豆放入砂锅，加适量水，加盖烧沸，去浮沫，用小火炖熟，调味即成。

功效： 此菜富含胡萝卜素、钙、磷、铁、碘、维生素B_1等，是妊娠期心脏衰弱、手足水肿或患有寒冷症者的有效食疗菜肴。

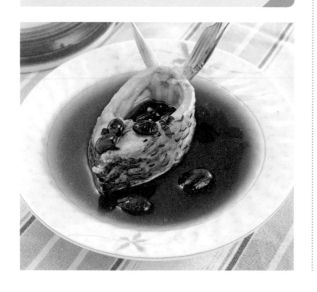

✳ 小白菜氽丸子

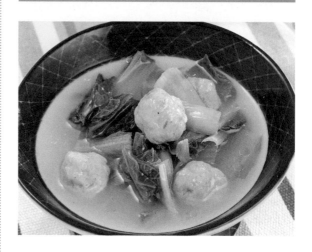

原料：

猪肉 150 克，小白菜 200 克，鸡蛋 1 个，花椒水、精盐、黄酒、葱姜末各适量。

做法：

❶ 将猪肉剁碎，碗中加入花椒水、精盐、黄酒、鸡蛋、葱姜末，调成馅。将小白菜择洗干净，先用开水焯一下，随后放入凉水中过凉，捞出备用。

❷ 在锅内加入一些水，烧开后转用小火，先把拌好的肉馅挤成3克重的丸子，放入锅内，待煮熟漂起时捞出，撇去浮沫，加入小白菜和余下的调料，再将丸子放入，稍煮一下即成。

功效： 富含蛋白质和维生素。

适合孕六月食用的主食

⊛ 香椿蛋炒饭

原料：

米饭 250 克，鸡蛋 2 个，瘦猪肉丝 75 克，嫩香椿芽 125 克，花生油 50 克，精盐 3 克，水淀粉适量。

做法：

❶ 将肉丝放入碗内，加精盐、水淀粉、半个蛋清，抓匀上浆。将另一个鸡蛋磕入碗内，加剩余的蛋液和少许精盐，搅匀。将香椿芽洗净切丁。

❷ 在锅中放油，烧至四成热，下肉丝滑散捞出。将炒锅置于火上，放少许油，下肉丝、蛋液和香椿，旺火翻炒均匀，倒入热米饭拌匀，盛入盘内即成。

功效：理气健胃，可以作为孕中期妇女春季的保健食品，也适于胎动不安、肝郁气滞的孕妇食用。

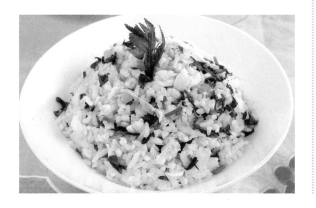

⊛ 玉米面发糕

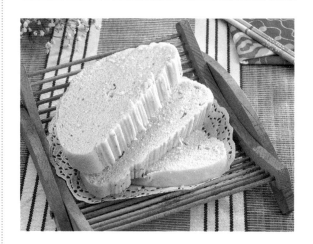

原料：

玉米面 500 克，红糖 100 克，小红枣 150 克，酵母适量，碱面 5 克。

做法：

❶ 将小枣洗净，放入碗内，加水适量，上屉蒸熟，取出晾凉。

❷ 将酵母放入盆内，加水溶开，倒入玉米面，和成较软的面团，发酵，待面团发起，加碱和红糖搅匀。

❸ 将屉布浸湿铺好，把面团倒在屉布上，用手蘸水抹平，约 2 厘米厚，将小枣均匀地摆在上面，用手轻按，上笼用旺火蒸 30 分钟即熟，取出切成厚片即可。

孕六月易出现的不适与饮食对策

准妈妈长痘痘的饮食对策

⊛ 准妈妈为什么会长痘痘

怀孕时，受体内激素水平改变的影响，皮脂腺分泌量增加，这是正常生理现象。大多数孕妇只会觉得脸上比较油，少数孕妇脸上，甚至前胸、后背，会因为毛孔阻塞、细菌滋生而出现痘痘。

⊛ 准妈妈长痘痘的饮食对策

◎ 忌食肥甘厚味

准妈妈常吃油腻、味道浓厚的食物易引发痘痘。因此，准妈妈应少吃肥肉、动物脑、蛋黄、芝麻、花生等脂肪含量较高的食物。

◎ 少吃腥发之物

腥发之物常会引起过敏反应，导致痘痘加重，并使皮脂腺的慢性炎症扩大。准妈妈应少食鱼、虾、蟹、贝类海产品、羊肉、狗肉等。

◎ 少吃含糖量高的食物

准妈妈应少吃含糖量高的食物。因为高糖食品会使人体新陈代谢加速，从而使皮脂腺分泌增多，导致痘痘层出不穷。

◎ 忌食辛辣湿热食物

辛香、辛辣、刺激之物大都性热，食用这类食物会加剧痘痘的出现。所以准妈妈不宜喝浓茶、咖啡，并且应尽量少食辣椒、大蒜、韭菜、狗肉、虾等。

◎ 少吃补品

补品、补药大多为温热之物，易使人内热更甚，易诱发痘痘。因此，诸如人参、鹿茸等补品，准妈妈均不宜长期服用。

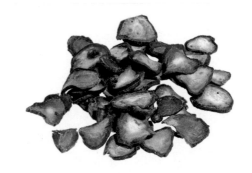

孕期黄褐斑的饮食对策

⊛ 孕期黄褐斑的出现原因

随着孕期的推进，准妈妈的脸上容易出现深褐色的对称斑点，这便是黄褐斑。黄褐斑的发生与孕妇体内的雌孕激素升高密切相关，如何调节人体的激素平衡，纠正内分泌紊乱是防斑治斑的关键。

为了防治黄褐斑，准妈妈需进行饮食调理。准妈妈切忌吃油腻的食物，还应注意烹调方法，尽量避免煎炸，以免上火，加重内分泌的失衡。

⊛ 孕期黄褐斑的饮食对策

◎ 准妈妈应多吃能直接或间接合成谷胱甘肽的食物，如番茄、洋葱等。这些食品不仅可减少色素的合成和沉积，还可使沉着的色素减退或消失。

◎ 多吃富含维生素C的食物，如鲜枣、柑橘、柠檬、绿色蔬菜等。维生素C能抑制皮肤内多巴醌的氧化作用，使深色氧化型色素还原成浅色氧化型色素。

◎ 忌食姜、葱、辣椒等刺激性食物。花菜、海藻、豆类、芝麻可以抑制黄褐斑的发展。

◎ 食用含硒丰富的食物，如蚕蛹、田鸡、鸡蛋白、海产品、动物肝、葡萄干等。硒是谷胱甘肽过氧化物酶的重要成分，不仅有预防和治疗黄褐斑的功能，还有抗癌作用。

◎ 常吃富含维生素E的食物，如卷心菜、花菜、海藻、豆类等。维生素E可阻止过氧化脂质的形成，减缓皮肤的衰老。

⊛ 调理食谱：丝瓜烧香菇

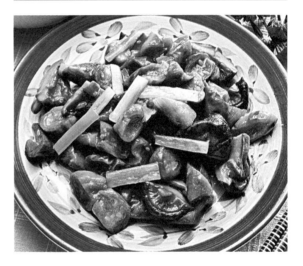

原料：

嫩丝瓜500克，香菇100克，植物油、黄酒、精盐、胡椒粉、湿淀粉、葱各适量。

做法：

❶ 将香菇用温水泡发，洗净，切成小块。将丝瓜刮去粗皮，洗净，切开成4条，剔去瓤，切成斜方块。将葱洗净、切段。

❷ 将植物油放入锅内烧热，放入丝瓜稍炒，倒入漏勺沥油。锅中再加少许油，放入香菇、丝瓜、精盐、黄酒、胡椒粉和少量水，焖入味，入葱段，用湿淀粉调稀勾芡即可。

妊娠纹的饮食对策

⊛ 妊娠纹的出现原因

◎ 怀孕时，肾上腺分泌的类皮质醇数量会增加，使皮肤的表皮细胞和纤维细胞活性降低，以致真皮中细细小小的纤维出现断裂，从而产生妊娠纹。

◎ 孕中晚期，胎儿生长速度加快，或孕妇体重短时间内增加太快，肚皮来不及撑开，都会造成皮肤真皮内的纤维断裂，从而产生妊娠纹。

妊娠纹常出现在肚皮下、胯下、大腿、臀部，皮肤表面出现看起来皱皱的细长痕迹，这些痕迹最初为红色，微微凸起，慢慢地，颜色会由红色转为紫色，而产后再转为银白色，形成凹陷的疤痕。妊娠纹一旦产生，将会终生存在。避免体重突然增加，适当的运动与按摩，是避免妊娠纹产生最有效的方法。

⊛ 减轻妊娠纹的饮食对策

补充胶原蛋白，增强皮肤的弹性，使断裂的弹性纤维恢复速度加快。准妈妈除口服胶原蛋白外，也可喝猪蹄汤、鱼皮粥、鱼头豆腐汤等。

另外，应保证均衡的饮食营养，尽可能多吃一些富含维生素的水果和蔬菜。

⊛ 调理食谱：扒烧蹄筋

原料：

水发猪蹄筋 30 根，水发香菇 50 克，冬笋片 50 克，熟火腿肉 50 克，青菜心 8 棵，鲜汤 250 毫升，植物油、葱、生姜片、黄酒、虾仁、精盐、湿淀粉各适量。

做法：

❶ 将发好的猪蹄筋洗净切段，放入碗中。在碗中加入葱、生姜片、黄酒、鲜汤，上笼蒸 10 分钟，取出滤取汤汁。将熟火腿切片。将青菜心洗净，切去菜叶，沸水中略焯。在锅中放油烧热，下青菜心略煸后取出。

❷ 在锅内加汤汁、水发香菇、冬笋片、熟火腿肉片、猪蹄筋、虾仁、精盐，烧沸后放青菜心，再用湿淀粉勾芡即成。

功效： 富含胶原蛋白，可提高皮肤弹性，预防妊娠纹。

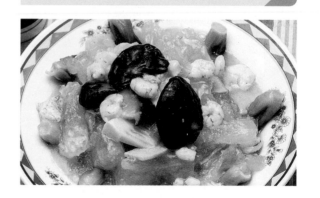

孕六月常见疾病的饮食调理

预防妊娠期高血压疾病的饮食调理

⊛ 妊娠期高血压疾病的发生原因

妊娠期高血压疾病是指妊娠 20 周后孕妇收缩压高于 140 毫米汞柱，或舒张压高于 90 毫米汞柱；妊娠后期比早期收缩压升高 30 毫米汞柱，或舒张压升高 15 毫米汞柱，伴有水肿、蛋白尿的疾病。

妊娠期高血压疾病的主要病变是全身性小血管痉挛，可导致全身所有脏器（包括胎盘）灌流减少，出现功能障碍，胎儿生长迟滞或胎死腹中。

⊛ 妊娠期高血压疾病的饮食对策

对于妊娠期高血压疾病，预防胜于治疗，应控制饮食，勿吃太咸或含钠高的食物，如腌制品、罐头加工食品等，再用药物控制血压。除了口服降血压药物之外，还可用硫酸镁解除痉挛。

准妈妈应进食富含蛋白质、维生素、钙、铁、锌等营养素的食物，保持愉快的心情，保证足够的休息。

⊛ 调理食谱：清汤平菇

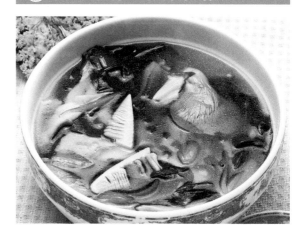

原料：

平菇 250 克，青菜心 50 克，冬笋 50 克，精盐、鸡汤、绍酒各适量。

做法：

❶ 将平菇洗净，切成片，入沸水锅中略烫，捞出，沥去水分。将青菜心洗净，一切为二，用开水烫一下。将冬笋去皮洗净，切片。

❷ 将锅置于旺火上，倒入鸡汤、绍酒、精盐，下入平菇、笋片、菜心，煮沸 5 分钟左右，撇去浮沫，倒入汤碗即成。

功效：降低血压，降低胆固醇，减肥。

预防妊娠期糖尿病的饮食调理

⊛ 妊娠期糖尿病的发生原因

妊娠合并糖尿病是指妊娠期间出现的糖尿病。糖尿病是由体内负责糖代谢的胰岛素不足造成的。孕妇要承担自身和胎儿的代谢，对胰岛素的需求增加。孕中晚期，胎盘分泌的胎盘生乳素、雌激素、孕激素和胎盘胰岛素酶等具有对抗胰岛素的作用，随着怀孕月份的增加，孕妇对胰岛素的利用反而越来越低，就导致胰岛素相对不足，产生糖代谢障碍。

因此，妊娠期糖尿病一般发生在怀孕中晚期。糖尿病可造成人体广泛的血管病变，使血管壁变厚、变窄，导致人体重要脏器供血不足，从而引发高血压、肾脏病、心血管病变以及中风等一系列严重后果。不管是在孕前还是孕后患糖尿病，对人体的危害都很大，必须高度重视。

⊛ 预防妊娠期糖尿病的饮食对策

控制饮食是治疗妊娠期糖尿病的主要方法，理想的饮食原则是既能提供维持妊娠的热量和营养，又不引起餐后血糖过高。

孕妇在孕中期、孕晚期应适当增加碳水化合物的摄入量。主食每日250~300克，蛋白质每日70~85克，每天进食4~6次，睡前必须进食1次，以保证供给婴儿的需要，防止夜间发生低血糖。

孕妇体重增长以每月不超过1.5千克为宜，孕前体重正常的妇女整个孕期体重增长应控制在9~15千克，孕前肥胖的妇女孕期体重增长应控制在8~10千克。孕妇可每天于两餐之间吃1个水果，最好选择含糖量低的水果，如苹果、梨、橘子等。

⊛ 调理食谱：凉拌苦瓜

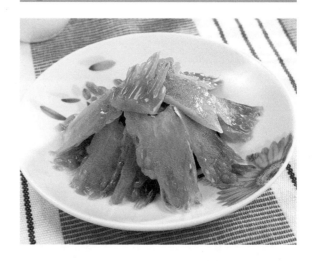

原料：

鲜苦瓜100克，盐、香油各适量。

做法：

将鲜苦瓜去皮，洗净，再用凉开水冲洗一下，切成薄片，用盐、香油调拌。

功效： 清热解毒，止渴除烦，可预防妊娠期糖尿病。

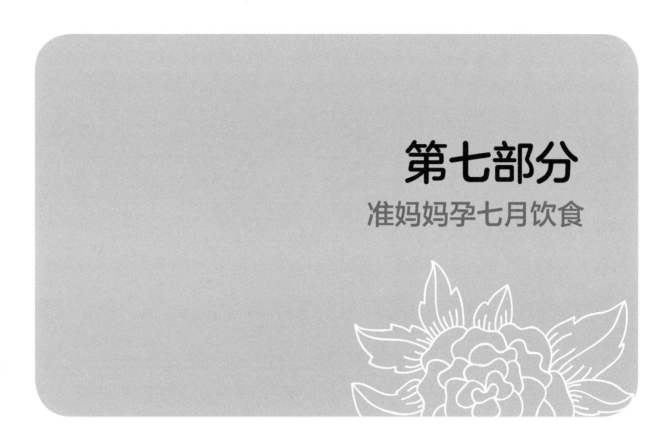

第七部分

准妈妈孕七月饮食

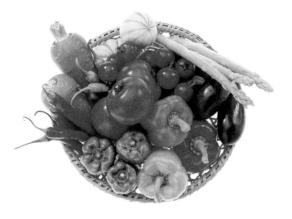

怀孕第七个月，胎儿生长速度依然较快，皮肤与生殖器的发育处在重要阶段，准妈妈要多为腹中的宝宝补充营养。此时，在保证全面补充营养的同时，准妈妈应着重补充钙与维生素 E，应多吃大豆、牛奶、猪排骨汤、胡萝卜、玉米等食品，坚持低盐、低糖、低脂饮食，以免出现妊娠期糖尿病、妊娠期高血压疾病、下肢水肿等现象。

准妈妈孕七月身体的变化

孕七月，孕妇子宫底高23~26厘米，上腹部已明显凸出、胀大。腹部向前凸出，常会有腰酸背痛的感觉。子宫对各种刺激变得敏感，胎动亦渐趋频繁，偶尔会有子宫收缩现象。乳房更加发达。

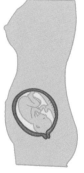

孕七月宝宝的发育状况

孕七月，胎儿身长约35厘米，体重约1000克。上下眼睑形成，鼻孔开通，容貌可辨，皮下脂肪尚未充足，皮肤暗红，皱纹较多，脸部如老人一般。脑部逐渐发达，听力得到发展。男胎的睾丸还未降至阴囊内，女胎的大阴唇也尚未发育成熟。胎儿还没有完全具备在体外生活的适应能力，若此时出生，可能因为发育不良而死亡。胎儿生长速度较快，脑组织快速增殖，需要丰富的营养。

准妈妈孕七月饮食注意事项

◉ 准妈妈孕七月容易出现的不适

◎ 腹部凸出胀大，容易出现妊娠期糖尿病、妊娠期高血压疾病、下肢水肿等。

◎ 体内钙的水平较低，有可能出现抽筋。

◎ 准妈妈还容易出现胃部烧灼、腰酸背痛、皮肤瘙痒等不适。

◉ 针对准妈妈不适的饮食对策

◎ 要注意保证全面营养，尤其是应多吃钙、铁、维生素E含量丰富的食物。

◎ 坚持低盐、低糖、低脂饮食，以防妊娠期糖尿病、妊娠期高血压疾病、下肢水肿。

◎ 少吃或不吃难消化、易胀气的食物，如油炸的糯米糕、白薯、洋葱、土豆等，以免引起腹胀，使血液回流不畅，加重水肿。

◉ 适合孕七月食用的食物

◎ 多吃冬瓜、萝卜等可以利尿、消水肿的蔬菜。

◎ 多吃富含钙、铁、维生素E的食物，如大豆、牛奶、猪排骨汤、胡萝卜、玉米等。

准妈妈孕七月饮食指导

孕晚期饮食原则

◉ 孕晚期应注意补充营养素

孕晚期，胎儿的体重迅速上升，这也是胎儿各部位（特别是脑部）发育的重要时期。准妈妈在怀孕最后几个月需特别注意补充足量且均衡的营养素，尤其应充足摄入对胎儿脑部发育有着极大影响的维生素及矿物质。

◉ 孕晚期饮食应少盐、少油、清淡

少盐、少油、饮食清淡，是孕妈咪应把握的饮食原则。除此之外，为避免怀孕后期孕妈咪的体重失控，建议在食物的选择上应更为谨慎，尽量减少油脂摄取量，这有利于控制热量的摄入量。

◉ 孕晚期避免胸口灼热与抽筋的饮食原则

到了孕晚期，子宫扩大使得肠胃移位，胃酸逆流至食道，孕妇会有胸口灼热的感觉。为了减少这种不适感，孕妇应少进食重口味、辛辣、油腻的食物，选择少糖、低脂肪的食物。可多喝牛奶以补充钙质，预防抽筋。

◉ 孕晚期避免水肿的饮食原则

孕晚期，为了预防水肿，孕妈咪应避免食用香肠、火腿、腊肉、罐头等加工食品，并尽量减少盐分和调味料的摄取。

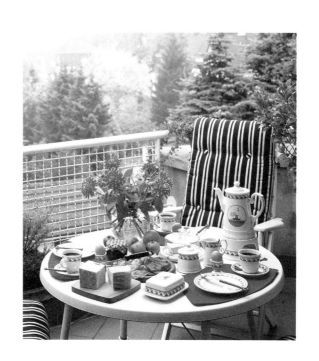

孕晚期饮食三大禁忌

◉ 孕晚期饮食忌油忌辣

　　孕妈咪体内激素水平的改变，可能会导致孕期出现便秘的情形，而食用过油或过辣的食物，可能会使便秘状况更加严重。假如孕妈咪已有便秘现象，建议多补充水分，多吃蔬果，有助于排便。

◉ 孕晚期饮食忌人工制成品

　　有些孕妈咪会吃酸梅等凉果制品以刺激食欲，但孕妈咪需留意，这些能够刺激食欲的加工食品，可能含有过多的人工色素及防腐剂，应避免长期食用，否则会对身体造成负担。

◉ 孕晚期饮食忌寒凉食品

　　对于凉茶、生鱼片、绿豆沙、西瓜等较为寒凉的食品，孕妈咪应尽量避免，尤其是生鱼片。因为生鱼片未经烹调，孕妇吃生鱼片时易将细菌

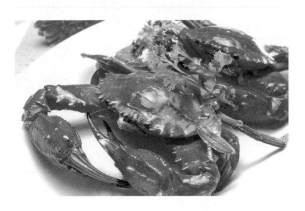

一同吃下肚。除了生冷食物外，孕妇亦应少食用大闸蟹、杧果等湿热的食物。另外，易对某些食物过敏的孕妈咪，也应注意避免食用会使自己过敏的食物，以免发生危险。

孕妈咪七月健康食谱

　　◎ 孕七月应多吃富含钙质、铁质、维生素 E 的食物。孕七月，胎儿生长速度较快，脑组织快速增殖，皮肤与生殖器的发育处在重要阶段，需要丰富的营养。准妈妈要注意保证全面营养，尤其应多吃钙质、铁质、维生素 E 含量丰富的食物，如大豆、牛奶、猪排骨汤、胡萝卜、玉米等。

　　◎ 孕七月应采取低盐、低糖、低脂饮食。准妈妈孕七月容易出现妊娠期糖尿病、妊娠期高血压疾病、下肢水肿，应坚持低盐、低糖、低脂饮食，以预防上述疾病。

　　◎ 孕七月要少吃或不吃难消化或易胀气的食物。准妈妈应少吃或不吃难消化或易胀气的食物，如油炸的糯米糕、白薯、洋葱、土豆等，以免引起腹胀，使血液回流不畅，加重水肿。

　　◎ 孕七月应多吃利尿、消水肿的食物。准妈妈要多吃冬瓜、萝卜等可以利尿、消水肿的蔬菜。

属于过敏体质的孕妈咪要忌吃海鲜

宝宝是否属于过敏体质，跟遗传有很大关系。如果夫妻双方本身就属于过敏体质，譬如对带壳海鲜（虾子、螃蟹）过敏，那么，胎儿有将近八成的概率，也属于过敏体质。

为什么医师会建议属于过敏体质的孕妈咪要少吃海鲜呢？因为对于本身属于过敏体质的孕妈咪，假使她在孕期少吃海鲜或减少接触过敏原，

就可以降低胎儿出生后属于过敏体质的概率。也就是说，虽然爸妈都属于过敏体质，但是在怀孕期间，如果孕妈咪少吃海鲜或减少接触过敏原，那么将来胎儿出生后，即便属于过敏体质，其过敏反应也可缓解。

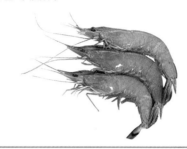

· 爱心提示 ·

属于过敏体质的孕妈咪应多加留意孕期饮食，应避免食用易引起过敏的水果，或是降低这些食物的摄取量。另外，花草茶如薄荷、薰衣草茶、玫瑰茶等，或是当归、黄芪、决明子、红花等中药可能引起子宫收缩，在选择与食用时应格外注意。

孕妈咪七月营养要素

蛋白质	每天 75~95 克
热量	每天 2250 千卡
脂肪	植物油 25 克左右，总脂肪量 60 克左右
维生素与矿物质	注意维生素、铁、钙、钠、镁、铜、锌、硒等营养素的摄入，进食足量的蔬菜水果

孕七月准妈妈一天食谱参考

孕七月准妈妈一日健康食谱

早 餐	花生米粥 1 碗，肉包 1 个，煮鸡蛋 1 个
加 餐	牛奶 1 杯，腰果几枚
午 餐	炒木耳卷心菜，砂仁炖鲫鱼，韭菜炒虾仁，米饭 150 克
加 餐	橘子汁 1 杯，香蕉 2 个
晚 餐	红烧带鱼，糖醋藕片，海米烩芹菜，人参粥，馒头 100 克

准妈妈孕七月食谱

适合孕七月饮用的饮料

✳ 红枣芹菜水

原料：

红枣 100 克，芹菜 250 克。

做法：

将芹菜、红枣洗净，加适量水，煮汤。

功效：和中养血，降压利尿，可用于防治妊娠期高血压疾病和水肿。

✳ 香蕉木瓜奶

原料：

香蕉 1 根，木瓜 1 块，牛奶 250 毫升。

做法：

将香蕉、木瓜和牛奶放入食品加工机中，加工成牛奶水果饮料饮用。

功效：通便润肠，助消化，防治便秘。

适合孕七月食用的粥

✳ 人参粥

原料：

粳米 100 克，人参末 3 克，冰糖少许。

做法：

将粳米淘洗干净，下入锅中加水、人参末煮成粥。喜甜者可加冰糖，早晚空腹服。

功效： 人参大补元气，补益气血。食用此粥，可防止妊娠血虚导致的小腹痛、头晕心悸等。

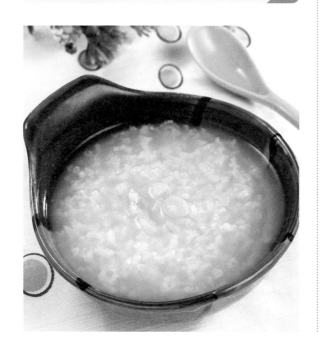

✳ 莲子糯米粥

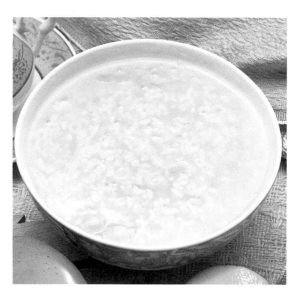

原料：

莲子 50 克，糯米 100 克，白糖适量。

做法：

❶ 将莲子用温水浸泡，去心后，用清水洗净。

❷ 把糯米淘洗干净，用清水浸泡 1~2 小时。

❸ 将煮锅洗净，放入莲子、糯米、适量清水，置于火上，煮成粥，加入白糖调味，即可食用。

功效： 补中益气，清心养神，健脾和胃，适用于治疗孕妇腰部酸痛，常食可以养胎，防止习惯性流产。

适合孕七月食用的汤煲

❋ 当归生姜羊肉汤

原料：

　　羊肉 650 克，当归、生姜片各 20 克，盐、料酒各适量。

做法：

❶ 将羊肉洗净，放入沸水锅内，焯去血水后，洗净，斩成小块，将生姜、当归切成薄片。

❷ 在瓦煲中加入清水，用旺火煮沸，加入当归片、羊肉块、料酒，用文火煲 3~4 小时后，加盐调味，即可食用。

功效： 补气养血，温中暖肾。

❋ 大枣人参汤

原料：

　　大枣 5 枚，西洋参 6 克。

做法：

❶ 将大枣、西洋参放炖盅内，隔水炖煮 1 小时，分 2 次，温热服食。

功效： 适用于怀孕后期因中气不足，升举无力而致的小腹下坠、小便不利、下肢水肿等症。

❋ 榨菜丝鸡蛋汤

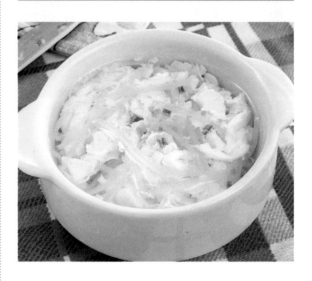

原料：

　　榨菜 30 克，鸡蛋 2 个，熟猪油、花生油、肉汤各适量。

做法：

❶ 将榨菜洗后切丝，放冷水中稍泡去咸味。将鸡蛋磕入碗内打匀。

❷ 在锅中加少量花生油，烧热，下榨菜丝稍炒，加入肉汤，烧沸，淋入蛋液，再浇上猪油，盛汤碗内即成。

功效： 开胃健脾，增加食欲。

适合孕七月食用的凉菜

✳ 浸醋花生

原料：

花生米若干，醋适量。

做法：

把花生米浸于醋中，7日后食用。

用法：

每天早晚各吃10粒。

功效： 适宜治疗妊娠期高血压疾病。

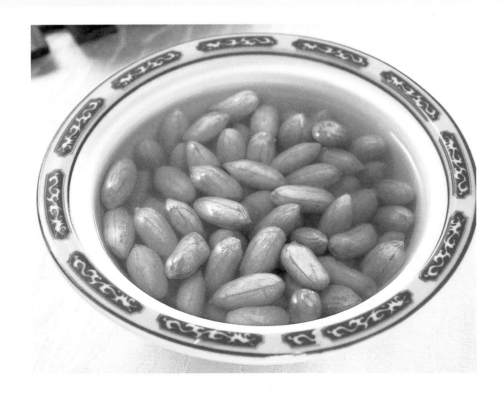

适合孕七月食用的热炒

⊗ 抓炒鱼片

原料：

鳜鱼肉 150 克，绍酒、白糖、醋、酱油、葱姜末、湿淀粉、花生油、熟猪油各适量。

做法：

❶ 将鳜鱼肉切片，用湿淀粉抓匀浆好。把油倒入炒锅中烧热，将浆好的鱼片逐片放入，待外皮焦黄时捞出。

❷ 把酱油、醋、白糖、绍酒和湿淀粉一起调成芡汁。在炒锅内倒入熟猪油烧热，加入葱姜末稍炒，倒入芡汁，待炒成稠糊状后，放入炸好的鱼片翻炒，淋上熟猪油即成。

功效： 富含蛋白质、钙、磷等营养物质，易于消化。

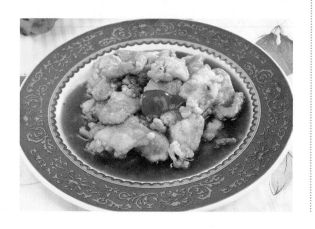

⊗ 海米焅芹菜

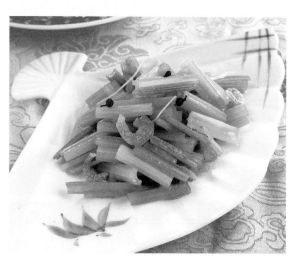

原料：

嫩芹菜 300 克，海米 20 克，精盐、料酒、花椒、生姜段、花生油各适量。

做法：

❶ 将海米泡好，将生姜段切细丝。将芹菜切段，放开水中余一下，捞出。趁热撒上海米、姜丝，放入精盐、料酒拌匀。

❷ 在锅中倒上油烧热，放入花椒，炸出香味，捞出花椒，将油倒在芹菜上拌匀，稍焖片刻即成。

功效： 此菜富含钙、磷、铁、维生素A，既可滋补，又可润肠。

⊗ 清蒸笋鲈鱼

原料：

鲈鱼 500 克，芦笋 100 克，盐、花椒各适量。

做法：

❶ 将鲈鱼刮鳞去鳃，去内脏洗净。将芦笋切段。

❷ 将鱼放汤盘中，鱼腹内放花椒数粒，精盐适量，将芦笋置于盘四周，上笼蒸 15 分钟即成。

功效： 清热安胎，利水消肿，适用于水肿、小便不畅者。

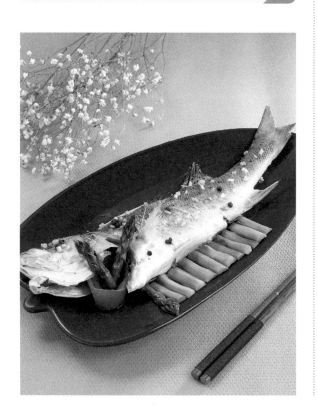

⊗ 肉炒百合

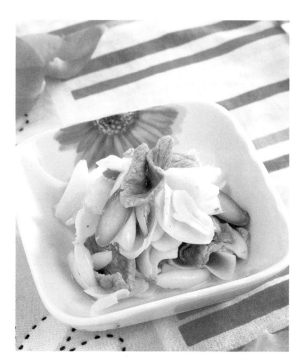

原料：

百合 50 克，里脊片 50 克，盐、蛋清、湿淀粉、植物油各适量。

做法：

❶ 将百合洗净，掰成小瓣，入沸水焯烫后捞出备用。

❷ 将百合、里脊片用盐、蛋清抓渍，再用湿淀粉拌和，同入油锅中翻炒至熟，加入盐调味即成。

功效： 补益五脏，养阴清热。

适合孕七月食用的主食

⊛ 鳗鱼饭

原料：

鳗鱼 150 克，笋片 50 克，青菜 100 克，米饭 100 克，精盐、料酒、酱油、糖、食用油、高汤各适量。

做法：

❶ 在鳗鱼中放入精盐、料酒、酱油等调味品，腌制片刻。

❷ 开烤炉，温度调至 180℃。将腌制好的鳗鱼放入烤盘，烤熟。

❸ 将笋片、青菜放入油锅中稍翻炒，加入鳗鱼，放入高汤、酱油、糖等调味，至水收干后出锅，将做好的鳗鱼码在饭上即可。

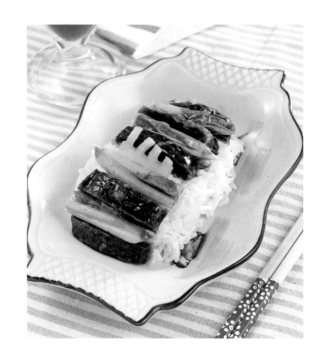

⊛ 翡翠荷叶饺

原料：

鲜嫩荷叶 5 张，青鱼肉 250 克，水发香菇 10 克，青菜心 10 克，荸荠 20 克，葱花、生姜末、黄酒、精盐、香油各适量。

做法：

❶ 将青鱼肉、水发香菇、青菜心、荸荠切成小丁，一同放入碗内，加入葱、生姜末、黄酒、精盐、香油调拌浸渍。

❷ 将鲜嫩荷叶放开水锅内焯一下，过凉水，剪成饺子皮的形状，在每片荷叶内包入一份青鱼肉馅，呈水饺状，蒸 5 分钟，拼盘即成。

孕七月易出现的不适与饮食对策

孕期胃部烧灼的饮食对策

❋ 孕期胃部烧灼的发生原因

准妈妈在孕期常有胃部胀气和饱满感，有的准妈妈还经常出现胃部烧灼或吐酸水。胃部烧灼痛是因为孕期胃部的肌肉蠕动变得迟缓，胃液停滞不前，加上有时胃部逆行蠕动，使胃酸从胃里反流到食道。

❋ 孕期胃部烧灼的饮食对策

◎ 按时进食

吃好每一顿正餐，不要让胃空着。

◎ 少食多餐

少食多餐是防止胃烧灼痛的好办法。包括下午茶和消夜在内，准妈妈一天可进食 4~5 次。

◎ 拒绝刺激性食物

忌吃过酸的食物、味道浓烈的食物。这些食物会刺激胃酸分泌，加重胃灼痛。

◎ 就医指征

如果胃部疼痛同时伴有恶心、呕吐，更典型的症状是随后疼痛转至右下腹，要小心是否发生急性阑尾炎。如果胃部烧灼痛的同时，伴有恶心和发烧，并且进食后疼痛加重，需及时就医。

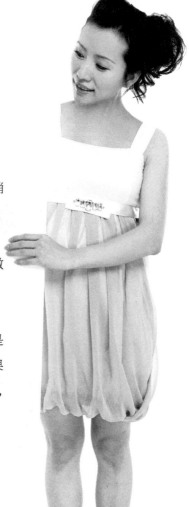

孕期腰酸背痛的饮食对策

✿ 孕期腰酸背痛的发生原因

孕晚期子宫日益增大，为克服突出的腹部，孕妇会不自主地往后仰，造成局部肌肉的拉扯。为了分娩，孕妇身体会源源不断地分泌松骨激素。这种激素使骨连接放松，骨缝增大，这样才有利于孩子的出生。孕妇全身都受这种激素影响，支撑力下降，就容易引起腰酸背痛。

✿ 孕期腰酸背痛的饮食对策

在孕期，由于胎儿的快速发育，孕妈咪很容易缺乏各种营养素，特别是钙、维生素和铁等，孕妈咪一旦缺乏这些营养素就很容易腰痛。所以准妈妈应注意补钙、补铁，多吃富含维生素的蔬菜和水果。

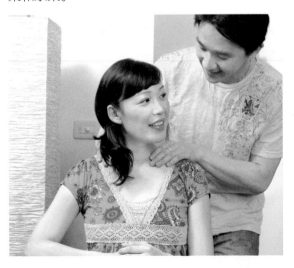

妊娠性皮痒症的饮食对策

✿ 什么是妊娠性皮痒症

在怀胎十月的过程中，每 5 个孕妇当中就有 1 个曾经有过皮肤瘙痒的感觉，而其中大多数患者在皮肤上可以找到病变，如疥疮、湿疹、荨麻疹、药物疹、妊娠性多形性皮痒症及妊娠性痒性结节

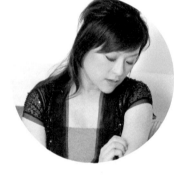

等。妊娠期肝内胆汁淤积症是一种以全身瘙痒为主的病症，发生时要尽快去医院检查，以免发生胎死宫内等严重并发症。

✿ 妊娠性皮痒症的发生原因

由于这种瘙痒会影响孕妇的日常生活，因此一定要找医生帮助解决。发生妊娠性皮痒的真正原因还无定论，但有学者认为，这与怀孕后期胎儿快速长大造成孕妇肚皮张力过大有关，怀双胞胎或多胞胎的孕妇易患此病。

✿ 妊娠性皮痒症的饮食对策

患此症的孕妇平时应避免吃刺激性食物，保证大便通畅，有助于减轻皮肤瘙痒。

孕七月常见疾病的饮食调理

预防早产的饮食调理

❂ 什么是早产

早产是指妊娠在 28~37 周结束。此时娩出的新生儿尚未发育成熟，体重多在 2.5 千克以下。早产儿各器官系统尚未发育成熟，抵抗力较差，易感染疾病，如肺部疾病、颅内出血、感染、硬肿症等。部分早产儿需要用暖箱保育，给予特殊护理。

❂ 早产的发生原因

◎ 早产与年龄的关系：未满 20 岁或大于 35 岁的孕妇的早产率明显增高。

◎ 早产与流产史的关系：反复流产、做过人工流产、引产或流产后不足一年再次怀孕易导致早产。

◎ 多胎妊娠及胎位与早产的关系：双胎或多胎妊娠者由于其子宫过度伸展，常导致分娩提前，早产率是一般产妇的 10~15 倍。

◎ 早产与疾病的关系：妊娠合并急性传染病和某些内科、外科疾病，如风疹、急性传染性肝炎、急性肾盂肾炎、急性阑尾炎、心脏病等，容易导致早产。孕妇内分泌失调、孕酮不足、严重甲亢、患糖尿病等，均可引起早产。严重贫血的孕妇，由于组织缺氧，子宫、胎盘供氧不足，也可发生早产。孕妇营养不良，特别是缺乏蛋白质、维生素 E、叶酸，也是早产的原因之一。

◎ 早产与生活环境的关系：工作时间过长、过累可使早产率明显增高。妊娠后期频繁进行性生活，易引起胎膜早破，导致早产。此外，孕妇吸烟和过度饮酒，也与早产密切相关。

❂ 预防早产的饮食对策

补充钙、镁、维生素 C、维生素 E 等营养素对预防早产有好处。深海鱼油中含有亚油酸，可以调节免疫功能，预防早产，同时使新生儿将来患多动症的机会减少。要合理、充分地摄取营养素，多卧床休息。

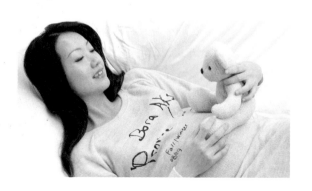

⊗ 调理食谱: 枸杞松子爆鸡丁

原料:

鸡肉250克,枸杞子10克,松子、核桃仁各20克,鸡蛋1个,食用油500克,姜末、葱末、蒜末、精盐、酱油、料酒、胡椒粉、白糖、玉米粉、鸡汤各适量。

做法:

❶ 将鸡肉洗净,剁成丁,加入精盐、料酒、酱油、胡椒粉、鸡蛋、玉米粉抓匀,入热油锅内滑熟,捞出控去油。

❷ 将炒锅置于火上,烧热,放入核桃仁、松子炒熟。将枸杞子放入小碗内蒸20分钟。

❸ 将锅再置于火上,放入葱末、姜末、蒜末、精盐、酱油、料酒、胡椒粉、白糖、玉米粉、鸡汤调成的调料汁,然后倒入鸡丁翻炒,再下核桃仁、松子仁翻炒即成。

功效: 此菜富含蛋白质、钙、磷、铁、锌、钾和维生素等多种营养素,有养目提神、健脑、生智、生发、护肝、养血补气的作用。孕妇食用有利于母体健康和胎儿大脑的发育。

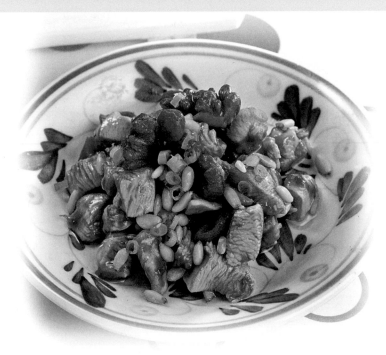

第八部分

准妈妈孕八月饮食

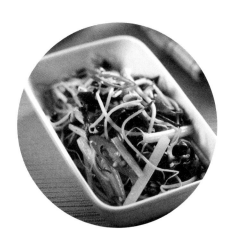

怀孕第八个月，母体的基础代谢增至最高峰，胎儿的生长速度也达到最高峰，对营养需求量较大。准妈妈应继续保证全面营养，同时应限制对食盐的摄入。孕八月时，准妈妈的子宫已经占据大半个腹部，胃部被挤压，准妈妈的饭量受到影响，所以经常会有吃不饱的感觉。此时应尽量补足因胃容量减小而少摄入的营养，实行一日多餐，均衡摄取各种营养素，防止胎儿生长受限。

准妈妈孕八月身体的变化

孕八月，准妈妈下腹部更加凸出，子宫底高27~29厘米。子宫将内脏向上推挤，心、肺、胃受到压迫，准妈妈会感到呼吸困难、食欲不振，这也是准妈妈第二次孕吐出现的痛苦时期。准妈妈腹部皮肤紧绷，皮下组织出现断裂现象，产生紫红色妊娠纹。下腹部、乳头四周、外阴部等处的皮肤有黑色素沉淀，妊娠纹也会非常明显。

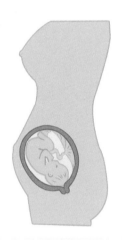

孕八月宝宝的发育状况

胎儿身长为41~44厘米，体重1600~1800克。胎儿的神经系统变得发达，对体外声音会有反应。此时胎儿生长速度达到最高峰，体重迅速增加，对营养的需求量较大。

准妈妈孕八月饮食注意事项

◉ 准妈妈孕八月容易出现的不适

孕八月，准妈妈腹部变得更大，内脏受到压迫，各种不适明显，会出现心悸、腹胀、呼吸困难、食欲不振等现象，身体笨重，行动不便。子宫已占据大半个腹部，胃被挤压，准妈妈的饭量受到影响，经常有吃不饱的感觉。腰部更容易感到酸痛，下肢可出现水肿、静脉曲张。易患妊娠期高血压疾病。

◉ 针对准妈妈不适的饮食对策

准妈妈要尽量补足因胃容量减小而少摄入的营养，一日多餐，均衡摄取各种营养素，防止胎儿发育迟缓。保证热量供给和全面营养，增加摄入优质蛋白质。限制食盐和水分的摄入。多吃有助于预防感染和增强抵抗力的食物，严防流行性感冒。

◉ 适合孕八月食用的食物

要多吃富含蛋白质的豆制品，如豆腐、豆浆等。多吃坚果类食品。

准妈妈孕八月饮食指导

孕妈咪八月营养要素

孕八月的准妈妈会因身体笨重而行动不便。子宫已经占据大半个腹部，胃部被挤压，饭量受到影响，所以准妈妈经常会有吃不饱的感觉。此时母体的基础代谢达到最高峰，胎儿的生长速度也达到最高峰。准妈妈要尽量补足因胃容量减小而少摄入的营养，实行一日多餐，均衡摄取各种营养素，防止胎儿发育迟缓。

孕八月，准妈妈体重迅速增加，对营养的需求量较大，应继续保证全面营养。增加摄入优质蛋白质，限制食盐和水分的摄入。多吃有利于预防感染和增强抵抗力的食物，严防流行性感冒，多吃海带、紫菜、坚果等食品。

◉ 蛋白质

孕八月，准妈妈要多摄入优质蛋白质，每天摄入 75~100 克。

◉ 碳水化合物与脂肪

孕八月，胎儿开始在肝脏和皮下储存糖原和脂肪。此时如果准妈妈碳水化合物的摄入量不足，就会导致母体内蛋白质和脂肪分解加速，易造成蛋白质缺乏或酮症酸中毒，所以要保证热量的供给，保证每天摄入主食（谷类）400~450 克，总脂肪量 60 克左右。

◉ 水

准妈妈每天要喝 6~8 杯水。

◉ 维生素与矿物质

准妈妈要适量补充各种维生素和矿物质。为了减轻水肿和预防妊娠期高血压疾病，食物中要少放盐。

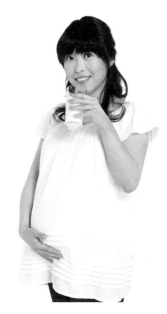

孕八月准妈妈一天食谱参考

孕八月准妈妈一日健康食谱

早 餐	鸡丝粥1碗，煎鸡蛋1个，肉包子1个
加 餐	牛奶1杯，饼干2片
午 餐	抓炒鱼片，炝腰片，芹菜炒肉丝，榨菜丝鸡蛋汤，米饭100克
加 餐	酸奶1杯，腰果几枚
晚 餐	清炖牛肉，枸杞松子爆鸡丁，安胎鲤鱼粥，荞麦面条1碗

准妈妈能否服用人参

✦ 人参的进补作用

体弱的孕妇在孕早期可适当进补人参，提高自身免疫力，抵御外来病菌的侵入，并增进食欲。研究表明，人参可明显增加机体红细胞膜的流动性，有明显的抗缺氧作用，对血液循环有显著的改善作用，还能增强心肌收缩力，对胎儿的正常发育起到促进作用。

✦ 孕妇服用人参的方法

孕早期，中医主张服红参，体质偏热者可服生晒参。孕中晚期，如水肿较明显，动则气短，也以服红参为宜，体质偏热者可服西洋参。应在医生指导下选择、服用，千万不要服用过量。

红参和西洋参的常用量为3~10克，生晒参为10~15克，蒸煮45分钟左右为佳，服时以少量多次为宜。忌与萝卜同服，少饮茶。

✦ 产妇不宜服用人参

不提倡临近产期的准妈妈服用人参，以免引起产后出血。也应慎服其他人参制剂，服用后出现头胀、头痛、发烧、舌苔厚腻、失眠、胸闷、憋气、腹胀、玫瑰疹、瘙痒、鼻出血等症状时，应立即停服。

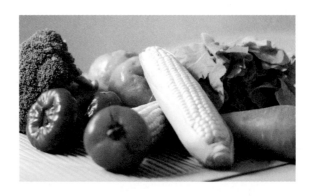

准妈妈要关心体重的增长情况

孕妇每次产前检查时都要测体重，医生也都会提醒孕妇注意体重的增长情况，这是为什么呢？难道多增加一些体重不好吗？孕期多吃对孩子不是更加有利吗？

实践证明，胎儿出生体重与妈妈的孕期增重呈正相关。因此，可以通过孕妇体重增长情况来估计胎儿体重，评估孕妇的营养摄入量是否合适。

一般来讲，如果孕妇孕期体重增长过多，就说明孕妇肥胖和胎儿生长过速（水肿等异常情况除外）；如果体重增长过少，胎儿则可能发育不良。胎儿体重超过 4 千克（巨大儿）时，分娩困难以及产后得病的机会就会增加。如果胎儿体重过低，各脏器的功能和智力就可能受到影响。

事实证明，胎儿出生时的适宜体重为 3~3.5 千克，孕妇整个孕期体重增长的平均值为 12.5 千克，孕前体重过低者在整个孕期可增加 15 千克，孕前超重者以增加 10 千克为宜。

肥胖对孕产妇和胎婴儿的不良影响

一般来说，孕前体重高于 70 千克的孕妇就属于高危孕妇，但这里忽视了身高的因素。合理的体重指标应通过体重指数来评定。

世界卫生组织建议，体重指数是指体重（千克）除以身高（米）的平方。体重指数在 25 ~ 29.9 之间的属于 1 级超重，体重指数在 30 ~ 39.9 之间的属于 2 级超重（肥胖），体重指数高于 40 的属于 3 级超重（病态肥胖）。肥胖对孕妇本人及胎儿都有诸多不良影响，尤其是体重指数超过 40 的病理性肥胖。

❋ 肥胖使孕妇患妊娠期糖尿病的危险增加

研究表明，孕妇患妊娠期糖尿病的危险随孕妇体重的增加而增加。这是因为肥胖妇女体内大量的脂肪细胞对胰岛素不敏感，接受胰岛素作用的能力弱，致使孕妇体内不得不增加胰岛素的分泌量。久而久之，造成分泌胰岛素的胰岛细胞过度劳累，功能受损，从而引发糖尿病。

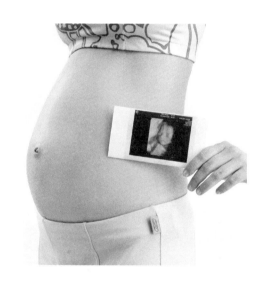

❋ 肥胖使孕妇患妊娠期高血压疾病的危险增加

妊娠期高血压疾病属于孕妇特有的疾病，是孕产妇和胎婴儿死亡的主要原因之一，表现为怀孕 20 周后孕妇出现血压高、水肿和蛋白尿，严重时可发生抽搐、昏迷、心肾功能衰竭。

肥胖是妊娠期高血压疾病的危险因素。对于体重正常的孕妇，妊娠期高血压疾病的发生率为3%~19%，而对于体重指数超过40的病态肥胖孕妇，妊娠期高血压疾病的发生率可高达27%~38%。

◉ 肥胖易导致母性肥胖综合征

很多妇女生完孩子以后一下子胖了起来，像变了一个人似的，而且很难再减轻体重。这是由于怀孕期间内分泌功能紊乱，引起脂肪代谢障碍，加上营养过剩，导致肥胖，过多的脂肪沉积在孕妇的腰腹部。孕妇产后又猛补营养，导致进一步肥胖，这种情况被称作母性肥胖综合征，也称生育性肥胖。

◉ 肥胖使产后多种疾病的发病率增加

肥胖产妇早破水、产程延长、阴道助产和剖宫产的概率增加，易发生会阴部损伤、手术切口感染和产后全身感染。肥胖产妇自身肌肉不发达，产后对于分娩过程所造成的骨盆底肌肉损伤恢复得慢，容易发生尿失禁和子宫脱垂。

◉ 肥胖使难产率、剖宫产率、产后出血率以及胎儿产伤率增加

对于肥胖孕妇，由于过多的脂肪占据骨盆，使骨盆的容积缩小，加上肥胖孕妇的胎儿一般比较大，因此难产率、剖宫产率增加，产伤、胎儿窘迫、新生儿吸入性肺炎等异常情况的发生率增加。

另外，出生体重超过4500克的胎儿，出生时发生肩难产的概率是8.4%~22.6%，肩难产可以造成新生儿臂丛神经损伤、锁骨骨折、颅内出血，甚至死亡。

◉ 肥胖使巨大儿和肥胖儿增加

病态肥胖孕妇分娩巨大儿的比例是正常体重孕妇的4倍，巨大儿出生后容易出现低血糖、低血钙等疾病。

◉ 肥胖使产妇手术难度和麻醉难度增加

孕妇肥胖使其手术时间延长，出血机会增多，麻醉失败率升高。

综上所述，为了母婴的健康安全，怀孕前后妇女要将体重的增长控制在合理的范围内，保持正常体重。

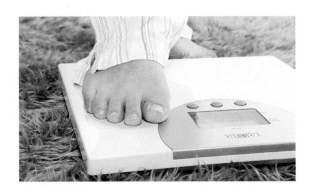

准妈妈孕八月食谱

适合孕八月饮用的饮料

❀ 茼蒿汁

原料：

茼蒿 1 把。

做法：

将茼蒿洗净切断，捣烂取汁。

用法：

每次 1 杯，用温开水冲服，每日 2 次。

功效： 适用于高血压、头昏脑涨等症。

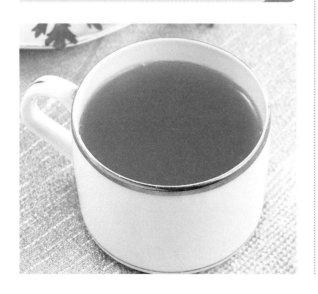

❀ 鲜榨橘子汁

原料：

橘子 250 克。

做法：

将橘子去皮、去核，放入榨汁机榨汁，倒入杯中即可。

功效： 富含维生素。

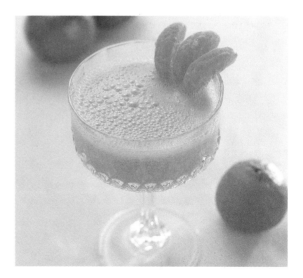

适合孕八月食用的粥

✳ 菠菜芹菜粥

原料：

　　菠菜 250 克，芹菜 250 克，大米 100 克。

做法：

❶ 将菠菜、芹菜洗净，切成 4 厘米长的段，将大米洗净。

❷ 将米放入锅内，加清水 800 毫升。

❸ 将锅置于武火上烧沸，再用文火煮 30 分钟后，加芹菜、菠菜，烧沸开盖煮 10 分钟即成。

> **功效：** 养血润燥，降低血压，适用于孕妇血虚便秘、高血压、水肿、小便不利等症。

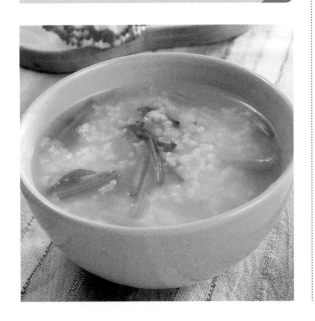

✳ 花生米粥

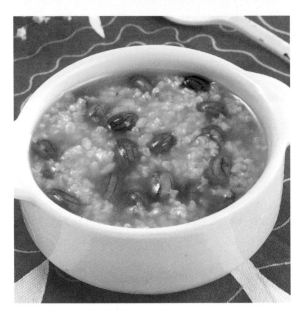

原料：

　　花生米、粳米、冰糖各 100 克。

做法：

❶ 将花生米用水浸泡 5~6 小时，换水洗净。将粳米淘洗干净。

❷ 将锅置于火上，放入清水、粳米，先用旺火烧沸，加入花生米，转用文火煮至粥成，用冰糖调味即可。

> **功效：** 养血补血，补脾止血，滋补润肺。

适合孕八月食用的汤煲

✳ 羊肉冬瓜汤

原料：

瘦羊肉100克，冬瓜250克，酱油、盐、葱花、姜末、植物油各适量。

做法：

❶ 将羊肉洗净切片，用酱油、精盐、葱花、姜末拌好。

❷ 将冬瓜去皮，洗净，切片。

❸ 将锅置于火上，入油烧热，下冬瓜片略炒，加清水，放入拌好的羊肉片，烧熟即成。

功效：羊肉有滋补的作用。冬瓜含有丰富的维生素C、维生素B_1、维生素B_2、钙、磷、铁、蛋白质等成分，利尿消肿。此汤是孕妇补精血、益虚劳的佳品。

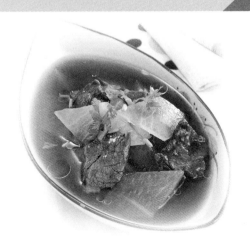

✳ 清炖鹌鹑

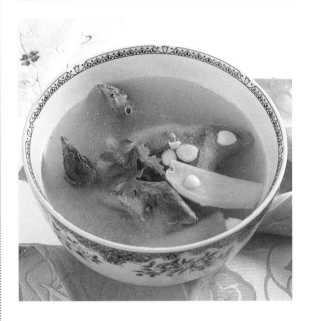

原料：

鹌鹑1只，生姜30克，杏仁12克，精盐适量。

做法：

❶ 将鹌鹑去毛及内脏，洗净。

❷ 将鹌鹑与生姜片、杏仁一起放入锅内，加适量水，用文火炖1小时，加盐调味。

功效：富含优质蛋白质，强身散寒。

169

❋ 排骨冬瓜汤

原料:

　　猪排骨250克,冬瓜500克,精盐、胡椒粉、葱花各适量。

做法:

❶ 将猪排骨洗净,剁成3厘米宽、6厘米长的小块,温水下锅,煮去血水,捞出备用。将冬瓜去皮、瓤,洗净,切成与排骨大小相同的块。

❷ 将锅置于火上,放入排骨,加清水烧开后,转小火炖烂。在排骨炖至八成烂时,下冬瓜炖熟,加精盐、胡椒粉,撒入葱花,盛入汤碗内即成。

功效:清热利水,生津除烦,消肿解毒。本菜谱多用于秋季。

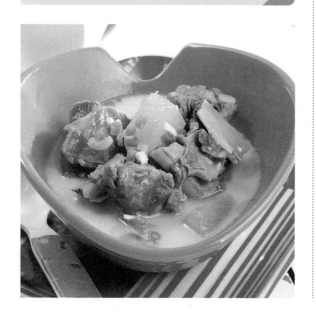

❋ 丝瓜鲢鱼汤

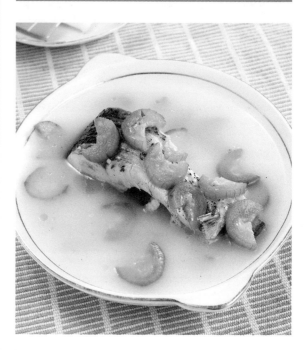

原料:

　　丝瓜200克,鲢鱼肉250克,精盐适量。

做法:

❶ 将丝瓜洗净,去皮,切片。

❷ 将丝瓜片、鲢鱼放入锅内,加水煮至鲢鱼熟,加入精盐调味即成。

功效:鲢鱼味甘,性平,有滋补健胃、利水消肿、通乳、清热解毒、止咳下气的功效,对孕妇胎动不安、妊娠水肿等症有很好的疗效。

适合孕八月食用的凉菜

⊛ 蒜拌海带

原料:

大蒜 6 瓣,海带 50 克,精盐、红糖、麻油各适量。

做法:

❶ 将蒜剥皮洗净,捣成蒜蓉,待用。

❷ 将海带用冷水浸泡 6 小时,洗净后入沸水锅焯 10 分钟,取出,切成小斜块或丝条状。

❸ 将海带丝与蒜蓉一同放入大碗中,加精盐、适量红糖和麻油,拌匀即成。

功效: 消痰软坚,泄浊降压。

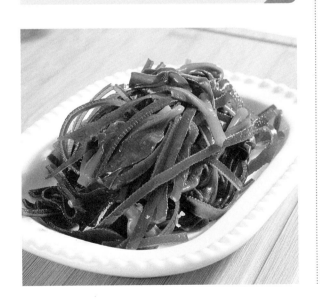

⊛ 菠菜麻油拌芹菜

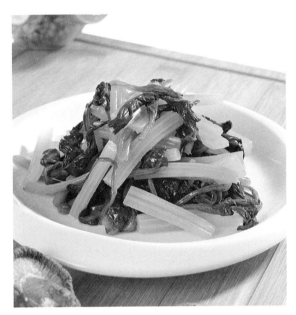

原料:

菠菜 250 克,嫩芹菜 250 克,麻油、精盐、食醋各少许。

做法:

❶ 将芹菜去根、叶,洗净切段,放入沸水中焯 3 分钟捞出。

❷ 将菠菜洗净,切几刀,放入沸水中焯一下捞出。把芹菜、菠菜放入瓷盆中,加入调料拌匀即成。

功效: 清热利湿,平肝降压,润肠通便。

适合孕八月食用的热炒

❀ 柏子仁猪心

原料：

猪心500克，柏子仁20克，酱油、料酒、盐、葱段、姜片、花椒、大料各适量。

做法：

❶ 将猪心洗净，去其血管，放入开水锅中煮一下，捞出。

❷ 将锅置于火上，倒入清水，放入猪心、酱油、料酒、精盐、葱段、姜片、花椒、大料、柏子仁烧沸，除去浮沫，用小火煮至熟烂。

❸ 捞出猪心，凉透后切片，即可食用。

> **功效：** 此菜具有补心血、益气、安心神、健脑、益智等作用，孕妇食用，可安胎益气及促进胎儿大脑的发育。

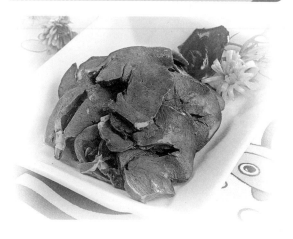

❀ 糖醋藕片

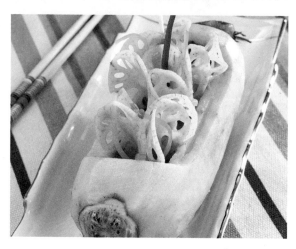

原料：

莲藕500克，花生油30克，香油、料酒各5克，白糖35克，米醋、精盐、花椒、葱花各适量。

做法：

❶ 将莲藕去节、去皮，粗节一剖两半，切成薄片，用清水漂洗干净。

❷ 将锅置于火上，放入花生油，烧至七成热，投入花椒，炸香后捞出，再下葱花略煸，倒入藕片翻炒，加入料酒、精盐、白糖、米醋，翻炒均匀，待藕片熟后，淋入香油即成。

> **功效：** 莲藕有止血、止泻的功效，孕妇食用有利于保胎和防止流产。

适合孕八月食用的主食

⊛ 芡实内金饼

原料:

　　生鸡内金 100 克,生芡实 180 克,白面 250 克,白砂糖适量。

做法:

　　将生鸡内金烘干轧细,放入盆内,用开水浸泡半天,再同研细的芡实、白面、白砂糖和匀做成薄饼,烙成焦黄色即成。

> **功效:** 健脾,营养丰富。

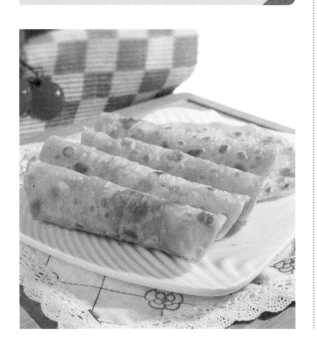

⊛ 雪菜肉丝汤面

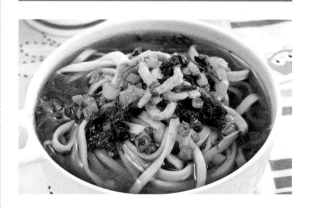

原料:

　　面条 200 克,猪肉丝 100 克,雪菜 50 克,花生油、酱油、盐、料酒、葱花、姜末各适量,鲜汤 400 克。

做法:

❶ 将雪菜洗净,加清水浸泡,使之变淡,捞出挤干水分,切成碎末。将肉丝放入碗内,加料酒拌匀。把大部分酱油、盐分别放入两个碗内。

❷ 将锅置于火上,放油烧热,下葱花、姜末炝锅,放入肉丝煸炒至肉丝变色,再放入雪菜末翻炒几下,烹入料酒,加入余下的酱油、盐,汁开后拌匀盛出。

❸ 将锅置于火上,放水煮面条,分别捞入两个盛调料的碗内,舀入制好的鲜汤,再把炒好的雪菜肉丝均匀地撒在面条上即成。

孕八月易出现的不适与饮食对策

　　孕八月，准妈妈腹部更大，内脏受到压迫，各种不适明显，会出现心悸、腹胀、呼吸困难、食欲不振等现象，身体笨重，行动不便。子宫已占据大半个腹部，胃被挤压，饭量受到影响，准妈妈经常有吃不饱的感觉。腰部更容易感到酸痛，下肢可能出现水肿、静脉曲张。易患妊娠期高血压疾病。

孕期呼吸困难的饮食对策

◉ 孕期呼吸困难的发生原因

　　怀孕后期，由于子宫越来越大，导致肺部容量变小，躺下时自然会因肺部受到压迫而感到胸闷及呼吸困难。若站立时无此问题，躺下时才开始感觉呼吸困难，则属于正常现象，与胎儿本身的心跳与呼吸都没有关系。

　　评估胸闷的现象时，应先排除与怀孕无关的因素。例如：心肌梗死、肺部疾病、氧气不足等，这些病症都可能造成呼吸困难。

　　若仅是因怀孕而呼吸困难，孕妇在睡眠时可避免平躺，改半坐姿，会较为舒适。

◉ 孕期呼吸困难的饮食对策

　　◎　不要一次进食太多，以少食多餐为佳，多摄取些易于消化且营养成分高的食物。

　　◎　保证全面营养，限制钠的摄入，增加铁、钙与维生素 B_1 的摄入，为分娩做好准备。

　　◎　注意调整食量，使胎儿保持适当的出生体重，这有利于婴儿的健康生长。

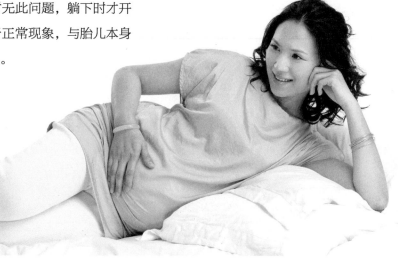

孕期心悸的饮食对策

⊛ 孕期心悸的发生原因

妇女在妊娠中血量增加，将血液送往全身，心脏负担比平常大得多。随着妊娠的进行，子宫变大，压迫心脏和肺，使心脏负荷加重。因此，做平时毫不费力的动作也会引起心悸、呼吸急促、大口喘气，有时还会出现心律不齐。

此外，孕妇患有心脏病、贫血、高血压等病，也可能引起心悸。

为避免发生心悸和呼吸困难，孕妇不要勉强去干费力的活，上下楼梯要慢走，如在走路中发生心悸和呼吸困难，要站立或坐下休息。平时要

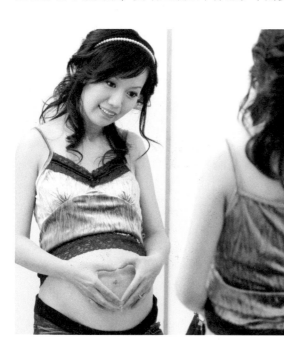

多卧床休息。

⊛ 孕期心悸的饮食对策

准妈妈饮食应以高蛋白、高维生素、低脂肪及低盐为宜，孕晚期，每日食盐量不宜超过5克。宜多吃桑葚、松子仁、枸杞子、葡萄、阿胶等食品。忌食胡椒、辣椒、花椒、肉桂、紫苏、茴香、烧酒、丁香、葱、姜、蒜等辛热香燥之物。要适当控制体重，以免加重心脏负担。

⊛ 调理食谱：栗子大枣炖母鸡

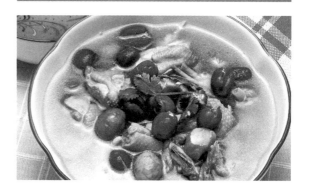

原料：

母鸡1只，栗子、大枣各50克，精盐适量。

做法：

❶ 将鸡剁成块，入沸水中焯过，捞出洗净。将栗子去掉外壳，将大枣用水洗净。

❷ 把焯好水的鸡块、栗子、大枣放入砂锅内，加入适量水，烧开，撇去浮沫，小火炖2小时左右，至鸡块熟烂时，放入精盐调味即成。

孕八月常见疾病的饮食调理

预防胎儿生长受限的饮食调理

✳ 什么是胎儿生长受限

胎儿生长受限是指孕 37 周后，胎儿出生体重小于 2500 克；或胎儿体重低于相应孕周正常胎儿体重的第 10 百分位数。

✳ 胎儿生长受限的原因

◎ **营养因素：**孕妇偏食，妊娠剧吐，摄入蛋白质、维生素及微量元素不足，影响胎儿发育。

◎ 存在妊娠期疾病，如肾脏疾病、严重贫血、严重心脏病、慢性高血压、妊娠期高血压疾病、前置胎盘、胎盘早剥、妊娠期肝内胆汁淤积症等，导致胎儿营养不良。

◎ 多胎妊娠导致胎儿生长空间受限，营养摄取不足。

◎ **其他因素：**包括孕妇年龄、地区、体重、身高、经济状况，或有子宫发育畸形、宫内感染等情况，或有吸烟、酗酒、滥用药物等不良嗜好。

◎ 胎儿患有遗传性疾病或染色体病等。

◎ 胎盘功能异常及脐带过细、打结和扭曲等均不利于胎儿获得营养，易导致胎儿宫内生长受限。

✳ 预防胎儿生长受限的饮食对策

准妈妈应加强营养，合理搭配饮食，特别是保证高蛋白食物的摄入。

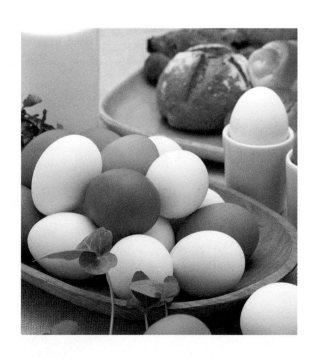

❀ 调理食谱: 清炖牛肉

原料:

黄牛肋条肉 500 克, 青蒜丝 5 克, 植物油、精盐、料酒、葱段、姜块、胡椒粉各适量。

做法:

❶ 将牛肋条肉洗净, 切成小方块, 放入沸水锅内焯一下, 捞出, 用清水漂清。

❷ 将炒锅置于旺火上, 加油烧热, 下牛肉块、葱段、姜块煸透, 再倒入砂锅内, 加入适量清水(以漫过牛肉为度)、料酒, 盖好锅盖, 烧开后用小火炖至牛肉酥烂时, 加入精盐、胡椒粉, 盛入汤碗内, 撒入青蒜丝即成。

> **功效:** 此菜富含蛋白质、脂肪、钙、磷、铁、锌及维生素等, 具有补脾和胃、益气增血、强筋健骨的功效。孕妇常吃可强身, 并可促进胎儿的健康发育。

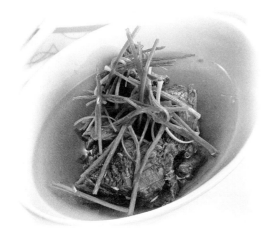

❀ 调理食谱: 木耳肉丝蛋汤

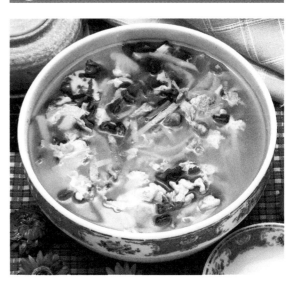

原料:

瘦猪肉 50 克, 鸡蛋 1 个, 菠菜 50 克, 水发木耳 5 克, 水发笋片 25 克, 水发海米 10 克, 酱油、精盐、香油、高汤各适量。

做法:

❶ 将猪肉切成细丝。将鸡蛋打入碗内搅匀。

❷ 将菠菜择洗干净, 切成段, 将木耳切成块, 将笋片切成细丝。

❸ 在炒勺内放入高汤烧沸, 放入肉丝、海米、木耳、笋丝、菠菜, 加精盐、酱油调味, 汤沸后把碗内的蛋液倒入汤内, 放入香油即可。

> **功效:** 汤鲜色美, 营养丰富, 有利于孕妇补充营养和胎儿生长发育。

妊娠期真菌性阴道炎的防治

在妊娠期，阴道组织内糖原增加，酸度增高，容易使真菌迅速繁殖，所以孕妇特别容易患真菌性阴道炎。孕妇如果患真菌性阴道炎，会感觉外阴和阴道瘙痒、灼痛，排尿时疼痛加重，并伴有尿急、尿频，性交时也会感到疼痛或不舒服。患真菌性阴道炎的症状还包括白带增多、黏稠，呈白色豆渣样或凝乳样，有时稀薄，含有白色片状物，阴道黏膜上有一层白膜覆盖，擦后可见阴道黏膜红肿或有出血点。如果进行涂片检查和培养，便可发现真菌。

治疗妊娠期真菌性阴道炎时，应选择正确的药物和用药方法。首先要彻底治疗身体其他部位的真菌感染，注意个人卫生，防止真菌经手指传入阴道。最好采用制霉菌素栓剂和霜剂局部治疗。

预防阴道感染的饮食调理与生活护理

◎ 少吃甜食、冰品或过多的补品；多吃煮熟的蔬菜；尽量在白天吃水果，少吃寒性水果，可吃樱桃、苹果等。

◎ 穿着棉质、透气、吸汗的内裤，一天可多次更换内裤。

◎ 平时一定要将洗完的衣物晾在太阳可以照射到的地方，这样才具有杀菌效果；更要注意绝对不可穿着没干的贴身内衣、内裤，否则容易造成真菌感染。

◎ 让阴部保持干爽、通风。如洗完澡后，可利用吹风机的温风吹干阴部（注意不要离太近吹或用热风吹，以免皮肤受伤），并尽量在阴部较干之后再穿上内裤。

◎ 尽量以淋浴代替盆浴，怀孕期间减少泡公共温泉或做水疗的次数。

◎ 最好用温和的肥皂单独清洗内裤，不要和其他衣服一起洗。

◎ 避免长期使用卫生护垫，莫穿着太紧的衣物，如紧身裤、束裤等，注意阴部的透气干爽。

◎ 上完厕所记得由前往后擦阴部，以便减少感染的机会。

◎ 孕妈咪最好每坐 1~2 小时就起来散步活动，避免让阴部长时间处在闷热的环境中。

◎ 应保证充足的睡眠，不要经常熬夜，并注意保持愉快的心情，才能提升自我免疫力。

·孕产小护士·

真菌性阴道炎可通过性生活传染，所以治疗期间应避免性生活，而且夫妻应同时治疗。

第九部分

准妈妈孕九月饮食

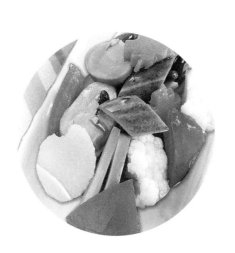

怀孕第九个月，准妈妈胀大的子宫使胃、肺与心脏受到压迫，因此准妈妈不要一次进食过多，以少吃多餐为佳，多摄取易消化且营养成分高的食物。在保证全面营养的同时，要限制钠的摄入，增加铁、维生素 K、维生素 B_1、脂肪的摄入，为分娩做好准备。在为孕九月的准妈妈设计营养配餐时，要注意使胎儿保持一个适当的出生体重，这有利于婴儿的健康生长。

准妈妈孕九月身体的变化

孕九月，准妈妈的肚子越来越大，子宫底高30~32厘米，胀大的子宫使胃、肺与心脏受到压迫。有时腹部会发硬，此时应卧床休息。阴道分泌物增加，排尿次数增多，且排尿后仍有尿意。

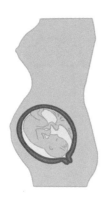

孕九月宝宝的发育状况

孕九月，胎儿身长约为45厘米，体重2400~2700克。可见完整的皮下脂肪，身体圆滚滚的。脸、胸、腹、手、足等处胎毛逐渐稀疏，皮肤呈粉红色，皱纹消失，指甲长至指尖。男婴的睾丸下降至阴囊中，女婴的大阴唇开始发育。内脏功能完全，肺部机能调整完成，可适应子宫外的生活。胎儿大脑尚未成熟，需补充脂肪。

准妈妈孕九月饮食注意事项

◉ 准妈妈孕九月容易出现的症状

胀大的子宫使胃、肺与心脏受压迫，准妈妈会感到烦躁，不想进食，气喘加剧，呼吸困难，容易感到疲劳。有些准妈妈在咳嗽、打喷嚏时，会因不能控制小便而出现尿失禁。

◉ 针对准妈妈症状的饮食对策

准妈妈不要一次进食过多，以少食多餐为佳，多摄取易消化且营养成分高的食物。保证全面营养，限制钠的摄入，增加铁、钙、维生素 K、维生素 B_1 的摄入，为分娩做好准备。注意调整食量，使胎儿保持适当的出生体重，这有利于婴儿的健康生长。

◉ 适合孕九月食用的食物

◎ **富含脂肪的食物：**有核桃、芝麻、栗子、黄花菜、香菇、虾、鱼头、鹌鹑、鸭等。

◎ **富含维生素 K 的食物：**有菜花、白菜、菠菜、莴苣、西红柿、瘦肉、肝脏等。

◎ **富含维生素 B_1 的食物：**有小米、玉米、葵花子、猪肉、肝脏、蛋类等。

准妈妈孕九月饮食指导

孕妈咪九月营养要素

⊛ 蛋白质

每天摄入优质蛋白质 75~100 克。蛋白质食物来源以鸡肉、鱼肉、虾、猪肉等动物蛋白为主，可以适量吃海产品。

⊛ 碳水化合物与脂肪

准妈妈在孕九月保证每天进食主食（谷类）400 克左右。

孕九月时，胎儿大脑的某些部分还没有成熟，因此，准妈妈需要适量补充脂肪，尤其是植物油。准妈妈要保证每天摄入的总脂肪量为 60 克左右。

⊛ 钙质

准妈妈在此时还应补充足够的钙。胎儿体内的钙有一半以上是在怀孕期最后两个月存储的。如果孕九月准妈妈摄入的钙不足，胎儿就要动用母体骨骼中的钙，致使母亲发生软骨病。

⊛ 铁质

准妈妈在此时应补充足够的铁。胎儿的肝脏以每天 5 毫克的速度储存铁，直到存储量达到 240 毫克。此时准妈妈摄入的铁不足，可影响胎儿体内铁的存储量，胎儿出生后易患缺铁性贫血。

⊛ 维生素

为了促进钙和铁的吸收，准妈妈还要注意补充维生素 A、维生素 D、维生素 C。

准妈妈缺乏维生素 K，就会造成新生儿出生时或满月前后颅内出血，因此应注意补充维生素 K，多吃动物肝脏及绿叶蔬菜等食物。

准妈妈还应补充 B 族维生素，其中水溶性维生素以维生素 B_1 最为重要。本月如果准妈妈维生素 B_1 补充不足，就易出现呕吐、倦怠、体乏等现象，还可能影响分娩时子宫收缩，使产程延长，分娩困难。

⊛ 水

准妈妈胃部容纳食物的空间不多，不要大量饮水，以免影响进食。

孕九月准妈妈一天食谱参考

孕九月准妈妈一日健康食谱

早 餐	豆浆 1 杯，煮鸡蛋 1 个，面条 1 碗
加 餐	牛奶 1 杯，开心果几枚
午 餐	柏子仁煮猪心，香菜牛肉末，海带排骨汤，米饭 100 克
加 餐	酸奶 1 杯，钙奶饼干 2 片
晚 餐	肉炒百合，红烧海参，口蘑鸡片，大枣枸杞粥

孕妇孕期体重增长的规律

　　孕妇孕期体重的增长要符合孕妇生理规律和胎儿生长发育规律，避免出现胎儿过大和出生时低体重的情况。

　　通常单胎妊娠整个孕期体重增长 10~15 千克，这里不仅包括孕妇本人的体重增长，如增大的子宫、乳房，以及体内蛋白质、脂肪、血容量的增加等，还包括胎儿的重量及附属物的重量，其中胎儿体重约 3.4 千克，胎盘约 0.65 千克，羊水约 0.8 千克。

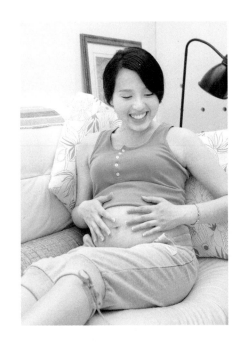

　　孕早、中、晚各期胎儿的发育状况各不相同，孕妇的体重增长也有所不同。理想的体重增长应该是：孕早期（孕 1~3 月）增长 1.5~3 千克，怀孕 20 周后平均每周体重增长不超过 0.5 千克，整个孕期体重增长 10~15 千克。

孕期体重增长是反映孕妇营养状况的重要指标，而且与胎儿的出生体重密切相关。孕期体重增长过多，将导致胎儿过度生长，出现巨大儿，增加难产及剖宫产的风险。体重增长过少，除了会影响母亲的健康外，还会导致胎儿营养不良、胎儿生长受限和低出生体重儿，从而增加成年后患慢性疾病（高血压、心脏病、糖尿病等）的风险。

并不是所有的准妈妈都能维持一个正常的体重增长速度，很多准妈妈会因为这样那样的原因导致体重增长不理想，不是过快就是过慢。为了避免体重增长不理想带来的不良影响，应该及早采取措施，让体重增长恢复正常。

对不同体重的孕妇，孕期体重的增长有不同的要求。控制体重的主要方法是控制食物的摄入量，孕妇食物的摄入量应根据孕妇每日的热能需要来计算。

下表列出了不同体重孕妇每日每千克体重的热能需要量。从这个表可以看出，体重较重的孕妇与体重较轻的孕妇相比，不管是在热能的摄取还是体重的增长方面，都有更多的限制。

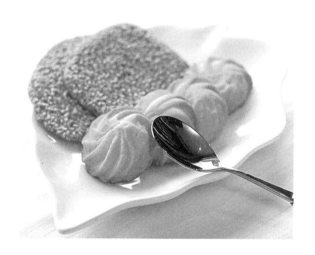

不同体重指数孕妇每天热能的需要量和体重增长的范围

孕前体重指数	热能需要量（千卡／千克）	孕期体重总增长（千克）
<18.5	35	12.7~18
18.5~24.9	30~35	11.5~16
25.0~29.9	25~30	7~11.5
≥30	25	5~9

准妈妈如何控制每顿饭的食量

经常有孕妇说："我一天就吃三顿饭，也不吃什么零食，可我就是每顿饭都吃得多，不吃就饿，怎么都没法把饭量减下来，于是体重就长得太快。"这是由于每顿饭间隔的时间过长，孕妇到吃饭时就特别饥饿，吃了还想吃，老有吃不饱的感觉，就很难控制饭量。每顿饭吃得太多，体重就会增长，这是一种很常见的现象。

计算每种食物合理摄入量的方法是：首先计算孕妇的体重指数，再用孕期每日每千克体重热能需要量乘以孕妇的体重数，就是这位孕妇每日的总热能需要量，然后按照每日三种热能营养素的分配比例，就可以计算出这位孕妇每天应摄入的各种食物量。

例如：某孕妇的身高是 1.60 米，体重是 56 千克，那么她每天应该吃多少主食呢？首先计算她的体重指数：56÷（1.6×1.6）≈ 22。按照表中的要求，根据这位孕妇的体重指数，推算出每天每千克体重需要的热能为 30~35 千卡。假设每天每千克体重需要 33 千卡，那么她的热能总需要量为：33×56=1848（千卡）。

按照每日主食摄入量占热量总需要量的 65% 来计算：1848×0.65 ≈ 1201（千卡）。每克主食产热 4 千卡，1201÷4 = 300（克）。

因此，这位孕妇每天应该吃主食 300 克左右。蛋白质、脂肪的计算方法相同，不再重复。

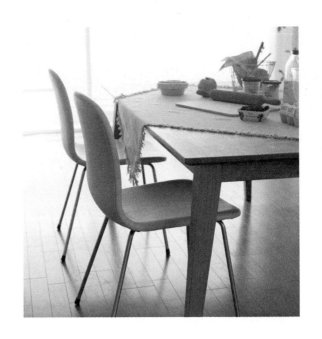

又比如：一位孕妇的身高为 1.60 米，体重为 80 千克，那么她每天应该吃多少主食呢？首先计算她的体重指数：80÷（1.6×1.6）≈ 31。按照表中的要求，根据这位孕妇的体重指数，推算出每天每千克体重需要的热能为 25 千卡，那么她的热能总需要量为：25×80=2000（千卡）。

按照每日主食摄入量占热能总需要量的 65% 来计算：2000×0.65=1300（千卡）。每克主食产热 4 千卡，1300÷4=325（克）。因此这位孕妇每天应该吃主食 325 克左右。

虽然她的体重比前一位孕妇多了很多，但她每日的主食摄入量相比于前一位孕妇只能增加 25 克，否则她就会更胖，肥胖所引发的各种问题也就会随之出现。

准妈妈孕九月食谱

适合孕九月饮用的饮料

❀ 白萝卜鲜藕汁

原料：

白萝卜、鲜藕各适量。

做法：

将白萝卜捣烂取汁，将鲜藕捣烂取汁，将两种液体调匀。

用法：

每日两次，连续服用。

功效：适用于治疗胃出血。

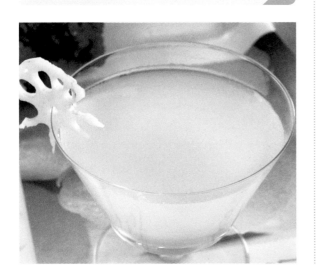

❀ 洋葱汁

原料：

洋葱 250 克，白糖 50 克。

做法：

将洋葱洗净，捣烂取汁，加入白糖、适量凉开水混匀即成。

功效：健脾开胃，降压。

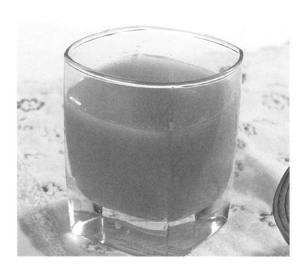

适合孕九月食用的粥

✹ 草莓绿豆粥

原料：

糯米 250 克，绿豆 100 克，草莓 250 克，白糖适量。

做法：

❶ 将绿豆淘洗干净，用清水浸泡 4 小时，将草莓洗干净。

❷ 将糯米淘洗后与泡好的绿豆一并放入锅内，加入适量清水，用旺火烧沸后，转微火煮至米粒开花、绿豆酥烂时，加入草莓、白糖搅匀，稍煮一会儿即成。

功效： 色泽鲜艳，香甜适口，适于孕妇食用，特别适合在夏季、初秋食用，还有清热解毒、消暑利水等作用。

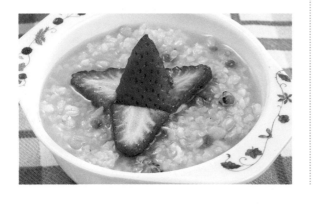

✹ 鸡丝粥

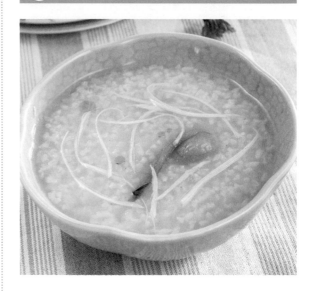

原料：

母鸡 1 只，粳米 100 克，精盐适量。

做法：

❶ 将母鸡宰杀，用沸水烫过，拔毛，去内脏，洗净后放砂锅内，倒入适量水，置于文火上熬鸡汤，将鸡汤倒入大汤碗内。

❷ 将粳米淘洗干净，放入锅内，加入鸡汤、撕成丝的鸡胸肉、精盐，将锅加盖，置于火上，煮至成粥。

功效： 滋补五脏，补益气血。

适合孕九月食用的汤煲

⊛ 柠檬汁煨鸡

原料：

　　柠檬汁适量，净小鸡1只，白糖、芝麻油、食盐、菜油各适量。

做法：

❶ 将鸡切小块。在锅内放菜油烧沸，煎鸡块至金黄色，注入清水1碗，再放入柠檬汁、白糖、芝麻油、食盐，盖好盖，文火煨30分钟。

❷ 将取汁后的柠檬切片，将鸡块起锅装盘，把柠檬片放在周围即成。

功效： 润肤养颜，化痰下气，适用于孕妇面黄瘦弱、痰多咳嗽等症。

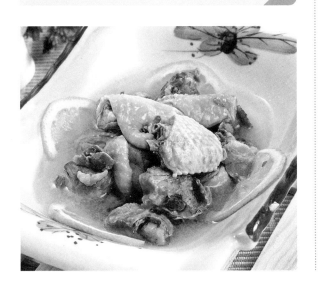

⊛ 萝卜鲤鱼汤

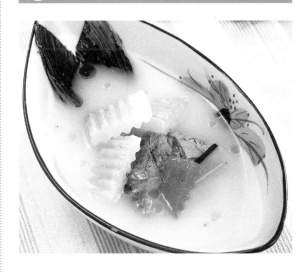

原料：

　　鲤鱼1条（约250克），萝卜片50克，冬瓜皮30克，葱段、生姜丝、精盐、麻油各适量。

做法：

　　将鲤鱼去鳞、鳃、内脏，洗净，与冬瓜皮、萝卜片一起入锅，加适量清水、葱段、姜丝、精盐，先用武火烧开，再用文火煮至汤汁浓稠，停火前淋上麻油即成。

功效： 利水消肿，止咳化痰，适用于孕妇双下肢水肿、咳嗽等症。

适合孕九月食用的凉菜

⊛ 凉拌素什锦

原料：

黄瓜、胡萝卜、莴苣、鲜香菇、鲜口蘑、西蓝花、西红柿各 100 克，食用油、高汤、盐、酱油、花椒、糖各适量。

做法：

❶ 将各种原料择洗干净。将黄瓜、胡萝卜、莴苣切成寸段，将鲜香菇、鲜口蘑、西蓝花、西红柿切片。将各种原料焯熟。

❷ 在锅中倒入油，将花椒炸出香味后拣出。将各种原料用花椒油、高汤、盐等调料拌匀即成。

功效：营养全面，尤其富含维生素。

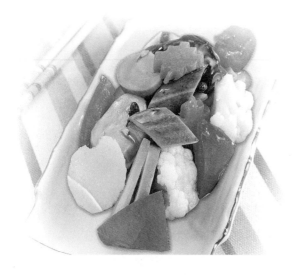

适合孕九月食用的热炒

⊛ 虾皮萝卜丝

原料：

粉丝 100 克，白萝卜 100 克，葱姜末、虾皮、酱油、盐、香油、食用油各适量。

做法：

❶ 将粉丝用温水泡软，控水，切段备用。将白萝卜洗净切丝。

❷ 在锅中下油，加入葱姜末炒香，然后下虾皮、萝卜丝翻炒，放入酱油调味，见萝卜丝开始出水时加入粉丝，烹入盐调味，收汁后淋上香油即成。

功效：补充钙和维生素，有助于孕妇顺利排便。

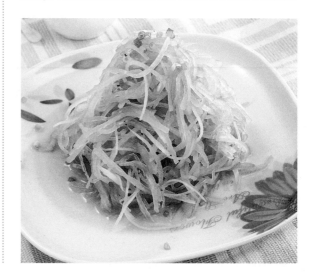

✳ 炒木耳卷心菜

原料：

水发木耳50克，卷心菜300克，葱、生姜、精盐、酱油、花生油、醋、白糖、湿淀粉、香油各适量。

做法：

❶ 将木耳撕成小片。将卷心菜撕成小片，沥干水分。将葱、生姜洗净，切成丝。

❷ 在炒锅内放入花生油烧至七成热，下入葱、生姜丝爆锅，放入卷心菜、木耳煸炒，加酱油、精盐、白糖，烧滚后用湿淀粉勾芡，加醋，淋上香油，即可起锅装盘。

功效：此菜适宜孕妇食用，具有益肾、填髓、健脑的作用。

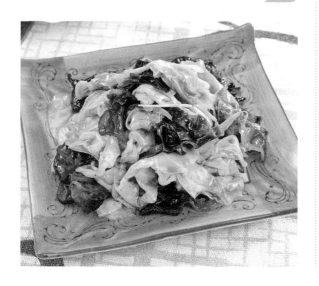

✳ 口蘑鸡片

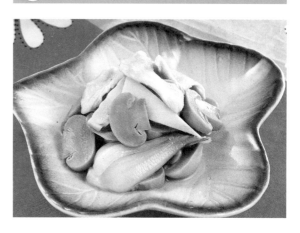

原料：

鸡肉150克，水发口蘑50克，鸡蛋清30克，油菜心、笋片、青豆各15克，料酒、精盐、湿淀粉、香油、猪油、鸡汤各适量。

做法：

❶ 将鸡肉片成片，加蛋清、淀粉调匀。将油菜心片成片，下沸水锅焯一下，捞出。将口蘑切片，用少许精盐搓一下，洗净。

❷ 将锅置于火上，放入猪油烧热，下入鸡肉片，用筷子拨开，滑熟，捞出沥油。锅内留底油，加入鸡汤、青豆、笋片、精盐、料酒烧沸，撇沫，勾芡，加口蘑片、鸡肉片、菜心片，烧至入味出锅，淋上香油，装盘即成。

功效：滋补强身，增进食欲，帮助消化，补益健身。

适合孕九月食用的主食

❀ 牛奶大米饭

原料：

　　大米 500 克，牛奶 500 克。

做法：

　　将大米淘洗干净，放入锅内，加牛奶和适量清水，盖上锅盖，用小火慢慢焖熟即成。

功效：益肺胃，补虚损，生津润肠。适用于体质虚弱、疲劳乏力、脾胃虚寒、大便干秘的孕妇。本法也适用于煮牛奶米粥，具有同样功效，因具有利尿作用，对孕晚期稍有水肿的妇女更为合适。

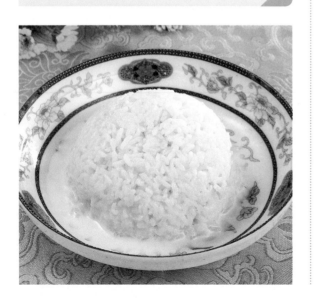

❀ 白菜杏仁猪肉包

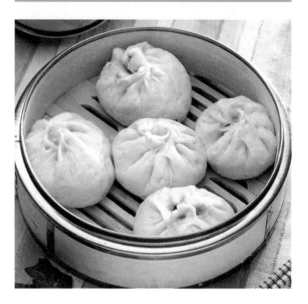

原料：

　　白菜 100 克，杏仁 15 克，生姜 12 克，精猪肉 100 克，白面 250 克，精盐、花生油各适量。

做法：

　　将杏仁用水煎，取汁，用药汁和面，将白菜、生姜、猪肉剁碎，加调料做成肉馅，制成包子，上蒸锅蒸熟即可。

功效：生津润肠。

孕九月易出现的不适与饮食对策

孕期小便失禁的饮食对策

⊛ 孕期小便失禁的发生原因

有的准妈妈在咳嗽、打喷嚏、大笑、走路急或跑步的时候不能控制小便而出现尿失禁。这可能只是尿道括约肌功能一时失调，但如果持续时间较长，就属于病态。

⊛ 孕期小便失禁的饮食对策

◎ 多吃蔬菜水果，尤其是富含纤维素的蔬菜、水果，以保证营养全面均衡。

◎ 多吃营养丰富、人体容易消化的食物，如牛奶、鸡蛋等。

◎ 准妈妈出现尿失禁时不必害怕，不要经常下蹲，尽量避免重体力劳动，不要提重的物品，以免增加腹压。

◎ 积极治疗咳嗽，多吃蔬菜水果，保持大便通畅，减少腹压。

◎ 每天进行盆底肌肉功能锻炼，有节奏地收缩肛门和阴道，每次 5 分钟，每天 2~3 次，1 个月后会有明显效果。

⊛ 调理食谱：炒丝瓜

原料：

丝瓜 250 克，葱、姜、精盐、植物油各适量。

做法：

❶ 将丝瓜去皮洗净，切薄片。

❷ 将油烧至九成热时，入葱煸香，放入丝瓜、姜、精盐，翻炒至丝瓜熟即成。

功效： 解毒消痈。

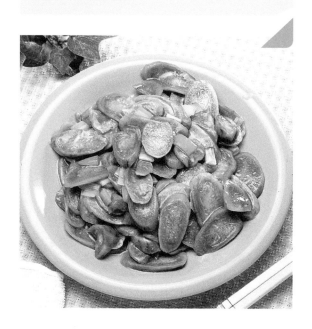

孕期胀气的饮食对策

⊛ 孕期胀气的发生原因

怀孕期间，准妈妈体内激素水平改变，孕酮分泌明显活跃。这种激素虽可抑制子宫肌肉收缩以防止流产，但会使肠道蠕动减慢，产生胀气。孕期大量进补，消化不良，或摄取较多产气食物等，均可导致胀气。

⊛ 孕期胀气的饮食对策

◎ 少量多餐

要有效舒缓胀气，必须先从调整饮食入手。如果孕妇感到胃部胀气时，还进食大量食物，就会增加肠胃负担，令胀气情况更加严重。孕妇不妨把一天三餐改成一天吃六至八餐，每餐分量减少。注意每一餐不要进食太多种类的食物，也不宜只吃流质的食物，因为流质食物并不一定好消化。孕妇可选半流质饮食。

◎ 多吃富含纤维素的食物

孕妇可多吃富含纤维素的食物，如蔬菜、水果等，因为纤维素能促进肠道蠕动。另外，避免吃易产气的食物，如豆类、油炸食物、马铃薯等。避免饮用苏打类饮料，因为苏打能在胃里产生气泡，会加重胀气的感觉，加上这类饮料含钠较多，不适合孕妇饮用。

◎ 多喝温水

如果大便积累在大肠内，胀气情况就会更加严重，所以孕妇要多喝温水，每天至少喝 1500 毫升的水，充足的水分能促进排便。喝温水比喝冷水好，因为喝冷水较易造成肠绞痛。此外，少喝汽水、咖啡、茶等饮料。

⊛ 调理食谱：牛肉芹菜

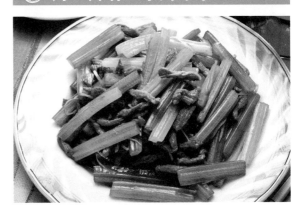

原料：

芹菜 200 克，牛肉 100 克，酱油、料酒、团粉、植物油、葱、姜、精盐各适量。

做法：

❶ 将牛肉洗干净，切成细丝，用酱油、料酒、团粉调拌好。将芹菜洗净，切成 3 厘米长的段，用开水焯过。将葱、姜洗净切丝。

❷ 用热油锅先炒葱丝、姜丝，接着倒入牛肉丝，旺火快炒至熟时，把芹菜下锅，加精盐和其他调料，急炒一会儿即成。

功效： 预防胀气，促进肠胃蠕动。

孕九月常见疾病的饮食调理

预防妊娠期肝内胆汁淤积症的饮食调理

✺ 什么是妊娠期肝内胆汁淤积症

妊娠期肝内胆汁淤积症是一种妊娠并发症，主要症状如下：

◎ 皮肤瘙痒

瘙痒往往是最初的症状，一般发生在怀孕28周以后，也有在怀孕12周就发生的病例。开始时是手心、脚心发痒，逐步发展到四肢、胸腹部和全身，但没有皮疹和皮肤的损害。

◎ 黄疸

患有妊娠期肝内胆汁淤积症的孕妇有20％会出现轻度黄疸，一般发生在出现皮肤瘙痒后两周。

◎ 实验室检查

大多数患者有转氨酶升高现象；胆汁酸升高，可达正常孕妇的100倍左右；胆红素升高，但很少超过171微摩尔／升。

✺ 妊娠期肝内胆汁淤积症的发生原因

目前，妊娠期肝内胆汁淤积症的发病原因尚

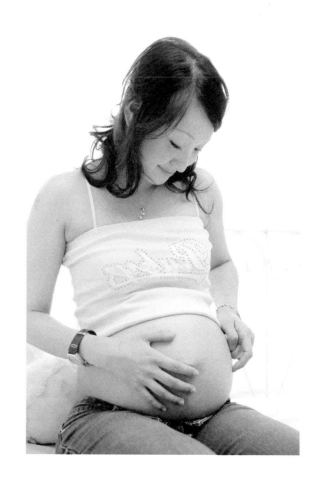

不明确，但可能与下列因素有关：准妈妈血液中雄激素水平过高；准妈妈为过敏性体质；胆红素代谢所需的酶类受抑制，使胆汁及胆酶排泄受阻；遗传、种族、环境因素以及口服避孕药的影响；还可能与免疫系统以及微量元素硒等有关。

◉ 预防妊娠期肝内胆汁淤积症的饮食对策

妊娠期肝内胆汁淤积症的治疗原则是降低孕妇胆汁酸的水平，改善孕妇的症状，防止胎儿发生意外，应采用低脂、高维生素、无刺激性的清淡饮食，保证大便通畅。

◎ 在孕期，尤其是孕晚期，出现皮肤瘙痒症状的孕妇要及时检查肝功能，发现患有妊娠期肝内胆汁淤积症后应及时治疗。

◎ 可口服地塞米松、苯巴比妥等能够止痒的药物，减轻患者的症状。

◎ 根据病情选择恰当时机终止妊娠，是防止胎儿发生意外和改善围生儿预后的有效措施。

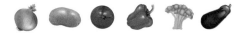

◉ 调理食谱：莴苣豆腐汤

原料：

嫩豆腐 150 克，莴苣叶 100 克，盐、香油、鲜汤各适量。

做法：

❶ 将嫩豆腐切成片，用开水焯一下。将莴苣叶洗净，切成段，用开水焯一下，捞出放在汤碗中。

❷ 将鲜汤放入油锅中，上火烧开，加入豆腐、盐，待汤沸、豆腐翻起时去掉浮沫，舀入汤碗中，淋入香油即成。

功效：富含维生素，低脂清淡。

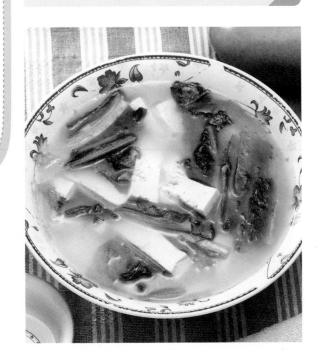

第十部分
准妈妈孕十月饮食

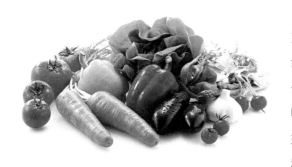

　　怀孕第十个月，胎儿即将出世，准妈妈即将放下重负。准妈妈的食谱要多种多样，应多吃富含维生素K、维生素C、铁的食物。孕十月，准妈妈每天应多摄入优质蛋白质，为将来给宝宝哺乳做准备。此时，可多吃些脂肪和糖类含量高的食品，为分娩储备能量。准妈妈可多喝粥或面汤，注意饮食的粗细搭配，避免便秘。

准妈妈孕十月身体的变化

孕十月，子宫底高 30~35 厘米。胎儿位置有所降低，腹部凸出部分有稍减的感觉，胃和心脏的压迫感减轻，膀胱和直肠的压迫感却大为增强。准妈妈的身体为生产所做的准备已经成熟，子宫颈和阴道趋于软化，容易伸缩，分泌物增加。子宫收缩频繁，开始出现生产征兆。

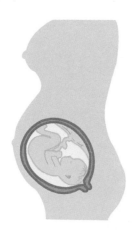

孕十月宝宝的发育状况

孕十月，胎儿身长约 50 厘米，体重 2900~3400 克。正常情况下，胎儿头部嵌于母体骨盆之内，活动比较受限。胎儿皮下脂肪继续增厚，体形圆润。皮肤没有皱纹，呈淡红色。胎儿骨骼结实，头盖骨变硬，指甲越过指尖继续向

外生长，头发长出 2~3 厘米，内脏、肌肉、神经等都非常发达，已完全具备生活在母体之外的条件。准妈妈要保证宝宝有足够的营养和正常的出生体重。

准妈妈孕十月饮食注意事项

◎ 准妈妈孕十月容易出现的不适

准妈妈胃和心脏的压迫感减少，膀胱和直肠的压迫感增强。尿频、便秘现象更加严重，准妈妈会有难以行动的感觉。

◎ 针对准妈妈不适的饮食对策

孕十月，准妈妈的食谱要多种多样，每天保证食用两种以上的蔬菜，保证营养全面均衡。要吃营养丰富、容易消化的食物，如牛奶、鸡蛋等，为分娩准备充足的体力，还要多吃富含维生素 K、维生素 C、铁的食物。准妈妈此时容易便秘，应多吃含纤维素的蔬菜、水果。牛奶是有利于排便的饮料，应多饮用。

◎ 适合孕十月食用的食物

富含维生素 K、维生素 C、铁的食物，包括牛奶、紫菜、猪排骨、菠菜、豆制品、鸡蛋等。

准妈妈孕十月饮食指导

孕妈咪十月营养要素

⊛ 蛋白质

　　孕十月，准妈妈每天应摄入优质蛋白质80~100克，为哺乳做准备。

⊛ 脂肪和糖类

　　此时，可多吃脂肪和糖类含量高的食品，为分娩储备能量。保证每天摄入主食（谷类）500克左右，总脂肪量60克左右。可多喝粥或面汤，还要注意粗细搭配，避免便秘。

⊛ 维生素

　　除非医生建议，准妈妈在产前不要再补充各类维生素制剂，以免引起代谢紊乱。要多吃新鲜的蔬菜，获取足够的维生素。

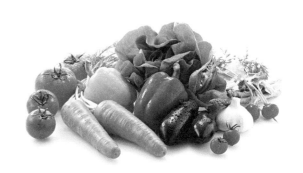

孕十月准妈妈一天食谱参考

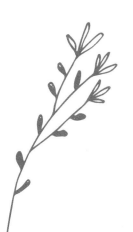

孕十月准妈妈一日健康食谱

早餐	牛奶1杯，煎鸡蛋1个，花卷1个
加餐	苹果胡萝卜汁1杯，消化饼干2片
午餐	虾皮萝卜丝，瑶柱鲜芦笋，炒白菜，羊肉冬瓜汤，馒头100克
加餐	酸奶1杯，西红柿1个
晚餐	虾皮烧冬瓜，焖鸡翅，凉拌苦瓜，山药瘦肉乳鸽煲，芝麻汤圆1碗

临产时的饮食

生产相当于一次重体力劳动，产妇必须有足够的能量供给，才能有良好的子宫收缩力，宫颈口开全后，才能将孩子娩出。如果产妇在产前不好好进食、饮水，就容易造成脱水，引起全身循环血容量不足，供给胎盘的血量也会减少，容易使胎儿在宫内缺氧。

◉ 第一产程

由于第一产程不需要产妇用力，所以产妇应尽可能多吃东西，以备在第二产程时有力气分娩。所吃的食物应以碳水化合物为主，因为它们在体内的供能速度快，在胃中停留的时间比蛋白质和脂肪短，不会在宫缩紧张时引起产妇不适或恶心、呕吐。产妇吃的食物应稀软清淡、易消化，如蛋糕、挂面、糖粥等。

◉ 第二产程

多数产妇在第二产程不愿进食，可适当喝点果汁或菜汤，以补充因出汗而丧失的水分。由于

第二产程需要产妇不断用力，应进食高能量、易消化的食物，如牛奶、糖粥、巧克力等。如果实在无法进食，也可通过输入葡萄糖、维生素来补充能量。

产前吃巧克力好

巧克力营养丰富，含有大量的优质碳水化合物，而且能在很短时间内被人体消化吸收和利用，产生出大量的热能，供人体消耗。巧克力体积小，热量高，香甜可口。孕妇只要在临产前吃一两块巧克力，就能在分娩过程中获得热量。

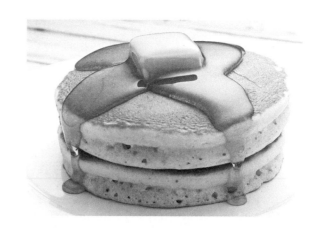

· 健康小百科 ·

助产大力士——巧克力

产妇在临产前要多补充些热量，以保证有足够的力量，屏气用力，顺利分娩。很多营养学家和医生都推荐巧克力，认为它可以充当"助产大力士"，将它誉为分娩佳食。

产妇在分娩时应重视食物补充

❀ 分娩过程中产妇体力消耗很大

孕妇在分娩过程中，要消耗极大的体力。一般产妇整个分娩过程需要 12~18 小时，分娩时子宫每分钟要收缩 3~5 次。这一过程消耗的能量相当于走完 200 多级楼梯或跑完 1 万米所需要的能量，可见分娩过程中体力消耗之大。

❀ 产妇应适时补充分娩消耗的能量

在分娩过程中，产妇应适时补充消耗的能量，这样才能满足顺利分娩的需要。如不及时补充，产妇的产力就不足，分娩就有困难，甚至会延长产程或出现难产。

❀ 适合产妇分娩时食用的食物

分娩时让产妇食用哪些食品好呢？专家推荐被誉为"分娩佳食"的巧克力。巧克力含有丰富的营养素，每 100 克巧克力含碳水化合物 55~66 克，脂肪 28~30 克，蛋白质约 15 克，还含有矿物质铁、钙以及维生素 B_2 等。巧克力中的碳水化合物可迅速被人体吸收利用，增强机体能量。

产妇在分娩之前，应当准备优质巧克力，以便在分娩过程中及时补充体力消耗所需的能量，保持产力，使分娩尽快结束。

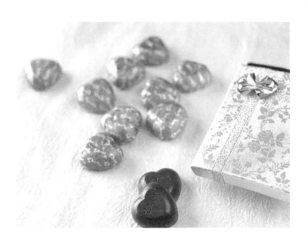

剖宫产术前不宜进补人参

有人以为剖宫产会造成出血较多，影响母婴健康，因而在术前进补人参，这种做法很不科学。

人参中含有人参皂苷，该物质具有强心、兴奋等作用，用后会使产妇大脑兴奋，影响手术的顺利进行。另外，食用人参后，产妇伤口渗血的时间会延长，有碍伤口的愈合。

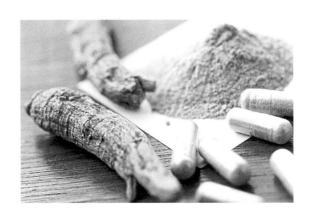

准妈妈孕十月食谱

适合孕十月饮用的饮料

⊛ 参乳雪梨汁

原料:

白参30克,牛奶300毫升,甘蔗30克,雪梨30克,蜂蜜适量。

做法:

❶ 将甘蔗、雪梨榨汁。

❷ 将白参放入砂锅中,加水400毫升,煮至100毫升,与牛奶、甘蔗汁、雪梨汁混匀,调入蜂蜜装碗即成。

功效: 补气养阴,安胃润燥。

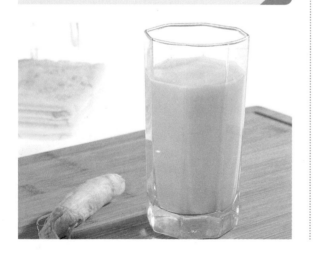

⊛ 鲜菠菜水

原料:

鲜菠菜250克。

做法:

将菠菜洗净,煮汤。

用法:

煮汤淡食。

功效: 养血,止血,利肠通便,清热除烦,适用于孕期心烦不眠、小便不利、大便秘结、头晕目眩、高血压等症。

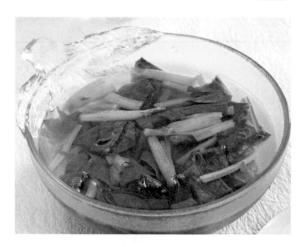

适合孕十月食用的粥

✳ 粳米菠菜粥

原料：

粳米 100 克，菠菜 300 克。

做法：

❶ 将粳米淘洗干净，加适量水煮粥。

❷ 粥熟后再将烫熟切丝的菠菜放入粥内，煮沸后食用。

功效： 有润燥养血的作用，适用于孕妇痔疮便血、高血压、大便秘结等症。粳米性平，味甘略苦，有益气、养阴、润燥的功能，有利于胎儿的生长发育。

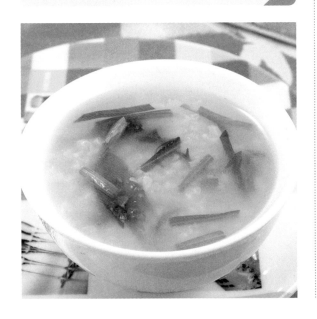

✳ 糯米百合粥

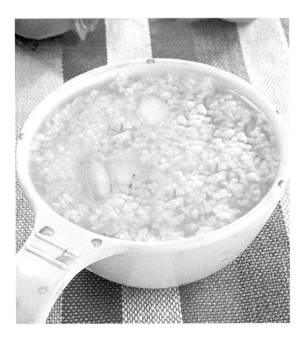

原料：

百合 100 克，糯米 100 克，红糖 50 克。

做法：

❶ 将百合、糯米先浸泡 2 小时，洗净。

❷ 将泡好的百合、糯米入开水锅内熬煮成粥，再在锅中加适量红糖，搅匀煮开即可。

功效： 清心安神。

适合孕十月食用的汤煲

❀ 山药瘦肉乳鸽煲

原料：

淮山药 20 克，瘦肉 100 克，莲子 25 克，乳鸽 1 只，葱、姜、清汤、精盐各适量。

做法：

❶ 将乳鸽处理干净，放入开水锅内，加姜、葱，煮 10 分钟，取出。将淮山药、莲子洗净。将瘦肉洗净切成丁。

❷ 在砂锅中加清汤煮滚，加入乳鸽、瘦肉丁、姜片、淮山药、莲子，烧沸 10 分钟，改小火再煲 1 小时，下精盐调味即成。

功效： 此菜含蛋白质、脂肪、碳水化合物、钙、磷、铁、B族维生素及游离氨基酸等，营养丰富，孕妇食用可预防妊娠贫血。

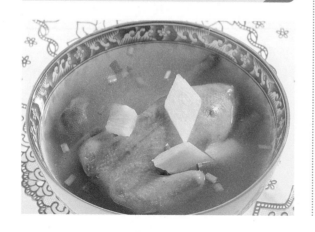

❀ 砂仁炖鲫鱼

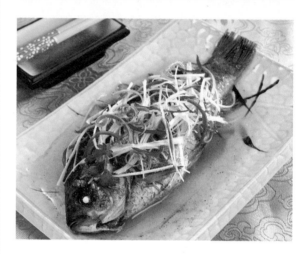

原料：

鲫鱼 1 条，砂仁 5 克，姜、葱、精盐、淀粉、料酒、花生油、香油各适量。

做法：

❶ 将砂仁洗净捣碎。将鲫鱼去鳞、鳃及内脏，洗净，抹干放入盘内，将精盐、淀粉、料酒拌匀，涂匀鱼身，将砂仁放在鱼腹内及鱼身上。

❷ 把鱼盘放入蒸笼中，蒸 15 分钟，至熟取出。

❸ 在炒锅内下入花生油烧热，下姜丝及葱丝爆香，放在鱼上，淋少许香油。

功效： 此菜营养丰富，能促进食欲，还有安胎的作用。

适合孕十月食用的凉菜

❀ 木耳煲猪肚

原料：

猪肚半只，马蹄 8 只，木耳 100 克，支竹 50 克，鲜白果 30 克，红枣 10 克，姜 3 克，盐、胡椒粉各适量。

做法：

❶ 将猪肚用粗盐反复搓擦，洗净，放入滚水中煮 5 分钟，取出切大块待用。

❷ 将马蹄去皮，将木耳洗净，切大块。将支竹用温水浸软，切成长 8 厘米的段待用。

❸ 将所有材料放入煲内，加清水煲滚，再用慢火煲 2 小时，加入调料即成。

> **功效：** 此菜有补气健胃、润燥、利水消肿等作用，特别适宜孕妇在妊娠晚期食用，对孕妇水肿、便秘有一定的疗效。

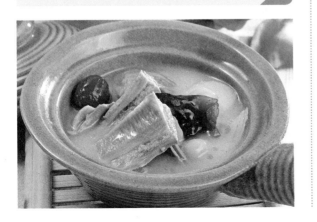

❀ 凉拌芹菜叶

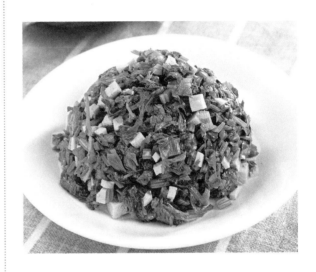

原料：

芹菜嫩叶 200 克，酱香豆腐干 40 克，精盐、白糖、香油、酱油各适量。

做法：

❶ 将芹菜叶洗净，放入开水锅中烫一下，捞出摊开晾凉，剁成细末。

❷ 将酱香豆腐干放入开水锅中烫一下，捞出切成小丁，加盐、白糖、酱油、香油拌匀即可。

> **功效：** 清爽可口，味道鲜美，含芹菜素、胡萝卜素、维生素C、磷、铁等营养成分，适合孕妇食用。

适合孕十月食用的热炒

⊛ 豆焖鸡翅

原料：

黄豆50克，水发海带50克，胡萝卜条50克，鸡翅4只，葱、姜、花椒、精盐、食用油各适量。

做法：

❶ 将黄豆、海带、葱姜等煮熟，把鸡翅用花椒水、姜汁、盐、葱等腌制入味。

❷ 在炒锅内加油，烧至八成热，下入腌好的鸡翅，翻炒至变色，加其他原料及适量水，转小火一同焖至汁浓即成。

功效： 富含钙质。

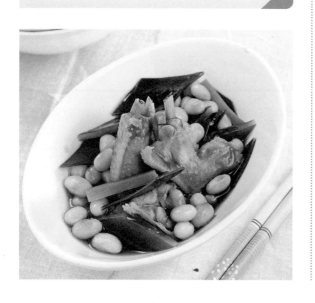

⊛ 瑶柱鲜芦笋

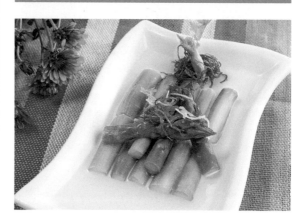

原料：

瑶柱4粒，芦笋500克，胡萝卜、上汤、姜、玫瑰露酒、蚝油、生抽、生粉、糖、芝麻油、胡椒粉各适量。

做法：

❶ 将瑶柱洗净，放入过面清水中浸2小时取出，加入蒸料隔水蒸1小时，撕成细丝。将芦笋夫节皮，洗净，切长条，飞水。将汤煮沸，放芦笋煮烂，排放于碟上。

❷ 将锅烧热，下1汤匙油，爆香姜片，弃去，放入胡萝卜及其他调料煮滚，加入瑶柱拌匀，淋在芦笋上即成。

功效： 补充钙质。

⊛ 炝腰片

原料:

猪腰子 300 克，冬笋 20 克，黄瓜 30 克，花生油、花椒、精盐、料酒、姜各适量。

做法:

❶ 将猪腰片成 2 片，去腰臊，切成片，放入开水锅内烫熟，捞出。将冬笋切片，放入开水锅内烫透捞出。将黄瓜切成片。将姜切成细末。

❷ 将腰片、冬笋片、姜末、黄瓜片同放入 1 个汤碗中，再放入精盐、料酒。

❸ 将炒锅置于火上，倒入花生油，油热后放入花椒，炸至变色有香味时，捞净花椒，把炸好的花椒油浇在汤碗中，搅拌均匀，装盘即成。

功效: 此菜有补益肾虚的作用。孕妇食用可防止发生水肿，能够强身健体。

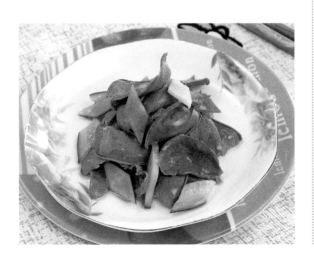

⊛ 海参烧木耳

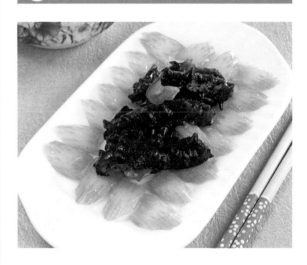

原料:

水发海参 200 克，水发木耳 50 克，西芹 100 克，姜、葱、盐、鸡汤、素油各适量。

做法:

❶ 把发透的海参去肠杂，顺切薄片，将木耳洗净去杂质及蒂根，将西芹洗净，切成 4 厘米长的段，将姜切片，将葱切段。

❷ 把炒锅置于武火上烧热，放油，至六成热时，加入葱、姜爆香，加入海参、木耳、西芹、盐炒匀，放入鸡汤，用文火煮 25 分钟即成。

用法:

每日 1 次，每次吃海参 50 克。

功效: 补肝肾，益气血，适用于孕妇体虚乏力、便秘、高血压等症。

适合孕十月食用的主食

❀ 人参汤圆

原料：

人参 5 克，玫瑰蜜 15 克，樱桃蜜 15 克，黑芝麻 30 克，白糖 150 克，鸡油 30 克，面粉 15 克，糯米粉 500 克。

做法：

❶ 将人参加水润软切片，再用微火烘脆，研成细粉。将鸡油熬熟，滤渣晾凉。

❷ 将面粉放入干锅内炒黄，将黑芝麻炒香，捣碎待用。将玫瑰蜜、樱桃蜜用擀面杖在桌子上压成泥状，加入白糖，撒入人参粉和匀，点入鸡油调和，再加炒过的面揉至滋润，成馅备用。

❸ 将糯米粉和匀，渗水淋湿，揉成滋润的粉团，搓成长条，分成小团（每个重 12 克），然后捏成小酒杯形，包上心子，做成汤圆。

> **功效：** 补中益气，安神强心，适用于有脾虚泄泻、心悸自汗、倦怠无力等症的孕妇。

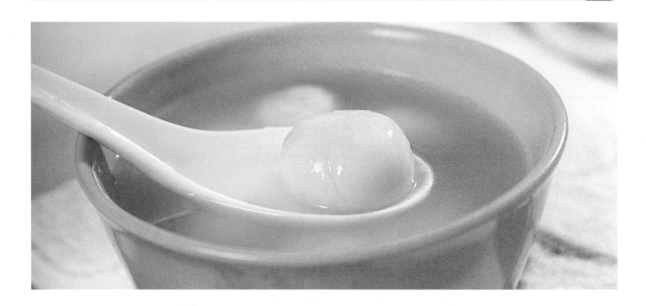

孕十月易出现的不适与饮食对策

孕十月，准妈妈胃和心脏的压迫感减少，膀胱和直肠的压迫感增加。尿频、便秘现象更加严重，准妈妈会有难以行动的感觉。

减少临产恐惧的饮食对策

◉ 临产恐惧

◎ 不必对临产过分恐惧

临产是指成熟或接近成熟的胎儿及其附属物（胎盘、羊水）由母体产道娩出的过程，又称为分娩，民间称为临盆。有的孕妇，尤其是初产孕妇对临产非常恐惧，害怕痛苦和出现意外，其实这是没必要的。

◎ 揭秘临产的全过程

当胎儿发育成熟以后，子宫发生强烈收缩，此时孕妇感到腹部阵阵疼痛，然后宫颈口扩张，胎儿及其附属物经母体阴道排出，这便是分娩。

◎ 临产时过分紧张会造成分娩困难

怀孕、分娩属于自然生理现象，所以产妇不必惊慌、恐惧，顺其自然，在接生医生的帮助下，自会顺利分娩。相反，如果临产时精神紧张，忧心忡忡，就会影响产力，从而导致产程延长，造成分娩困难，带来不必要的麻烦和痛苦。

◉ 饮食对策

临产前准妈妈应吃高蛋白、半流质、新鲜而且味美的食品，以减少恐惧。

临产前，准妈妈一般心情比较紧张，不想吃东西，或吃得不多，所以，此时应进食营养价值高的食品，常见的有鸡蛋、牛奶、瘦肉、鱼虾和大豆制品等。同时，要求食物应少而精，防止胃肠道过度充盈或胀气，影响顺利分娩。再则，分娩过程中产妇消耗水分较多，因此，临产前应吃含水分较多的半流质软食，如面条、大米粥等食物。切忌临产前吃油煎、油炸食品。

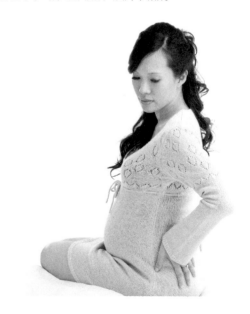

孕十月常见疾病的饮食调理

过期妊娠的饮食调理

⊛ 过期妊娠的发生原因

妊娠达到或超过42周（即超过预产期2周）被称为过期妊娠。有人认为，胎儿在母体内多待一段时间，可以更成熟，对胎儿更好，其实过期妊娠存在许多危害。

由于妊娠过期，胎盘会有所老化，出现退行性改变，使绒毛间隙血流量明显下降，供应胎儿的氧和营养物质减少，胎儿无法继续生长。过期妊娠的胎儿头骨变硬，胎头不易塑形，不易通过母体狭窄曲折的产道。同时，过期妊娠的胎儿长得较大，羊水量较少。

上述因素均易造成难产，分娩时易损伤母体产道软组织及造成胎儿锁骨骨折。过期妊娠的胎儿皮肤皱缩，呈黄绿色，头发指甲很长，外表像个"小老头"，哭声轻微，健康状况远不如正常分娩儿。

⊛ 预防过期妊娠的饮食对策

妊娠超过41周时，产妇应及时就诊。医生会根据实际情况决定终止妊娠的方案，如引产或剖宫产等。过期妊娠严重时胎儿可因缺氧窒息而死亡，且羊水量过少对分娩不利。

⊛ 调理食谱：黄豆排骨汤

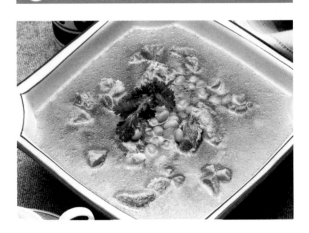

原料：

黄豆100克，猪排骨250克，精盐适量。

做法：

❶ 将黄豆拣去杂质，用温水浸软，洗净。把猪排骨洗净，切成小块。

❷ 将汤锅洗净，置于火上，加清水适量，旺火煮沸，把黄豆、猪排骨放入锅内，加盖，转为文火煲3小时后，点入精盐调味即可。

功效： 营养丰富。

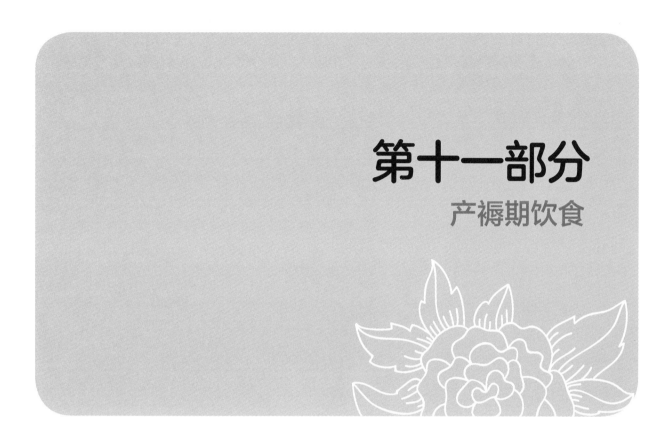

第十一部分
产褥期饮食

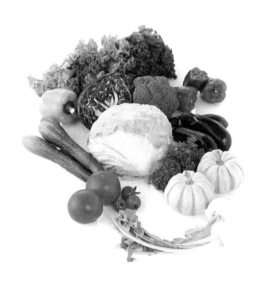

　　新妈妈的生殖器官在产后将进行一系列复旧变化。产褥期新妈妈卧床较多，缺少运动，腹肌及盆底肌肉松弛，肠蠕动减弱，易患便秘。因此，新妈妈在产褥期应补充高热量饮食，以补充分娩过程中消耗的热量；多食用高蛋白食物，可促进身体疲劳的恢复和创伤修复；多吃一些富含维生素和矿物质的食物，可补血、补钙；多吃富含膳食纤维的蔬菜和水果，以防便秘。

新妈妈产褥期身体的变化

✳ 乳房

产后 3~4 天，新妈妈乳房开始充盈，血管扩张。

✳ 子宫

产后子宫收缩到脐部以下，产后 10 天降入骨盆腔内，恢复到正常大小需 6 周的时间。

✳ 恶露

产后 1 周内，新妈妈阴道流出的排泄物为鲜红色，量比较多。第 2 周为淡红色，量逐渐减少。之后逐渐成为淡黄色，黏稠，量更少。产后 3~4 周基本干净。

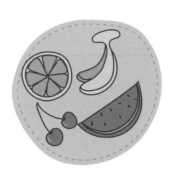

新妈妈产褥期生活注意事项

◎ 产后 10 日内，应每天观察产妇的体温、脉搏、呼吸和血压。

◎ 产后 24 小时内，应卧床休息。

◎ 保证充足的睡眠时间，及早下地，但不要做重体力劳动，以免发生子宫脱垂。

◎ 产后第 1 天可吃一些清淡、易消化的食物，第 2 天以后可多吃高蛋白和汤汁食物，适当补充维生素和铁剂。

◎ 产后尿量增多，应及时排小便，以免胀大的膀胱妨碍子宫收缩。产后两日内应排大便。如有便秘，可用开塞露、肥皂水灌肠等进行处理。每日可用温开水或消毒液冲洗阴部 2~3 次，保持会阴部清洁干燥。

◎ 一般在产后 4~5 日拆除会阴缝线。

◎ 宫底高度逐日复原，产后 10 日在腹部应摸不到子宫，剖宫产产妇复原较慢，应适当用宫缩剂。恶露有臭味者应进行治疗。

新妈妈产褥期饮食指导

适合新妈妈产后恢复食用的食物

蔬菜含丰富的维生素C和各种矿物质，有助于增进食欲，促进消化和排泄。一定要多吃西红柿、黄瓜、油菜、白菜、茄子、莲藕、胡萝卜、冬瓜、蘑菇、芸豆、扁豆等蔬菜。

✤ 黄花菜

黄花菜含蛋白质、磷、铁、维生素A、维生素C，营养丰富，味道鲜美，尤其适合做汤。

产妇容易出现腹部疼痛、小便不利、面色苍白、睡眠不安等症状，多吃黄花菜可消除以上症状。

✤ 西芹

西芹中纤维素含量很高，产妇多吃可预防便秘。

✤ 红枣、红小豆等红色食品

红枣、红小豆等红色食品富含铁、钙等，可提高血红蛋白，帮助产妇补血。红糖是粗制糖，杂质较多，应煮沸食用。

✤ 胡萝卜

胡萝卜不仅富含胡萝卜素，还含有蛋白质、脂肪、糖类、果胶、挥发性芳香油、维生素A、B族维生素、维生素C、叶酸、矿物质、纤维素等多种营养素，是新妈妈的理想菜肴。

✤ 黄豆芽

黄豆芽含大量蛋白质、维生素C、纤维素等。蛋白质是构成细胞的主要原料，能修复分娩时损伤的组织。

维生素C能增加血管壁的弹性和韧性，防止产后出血。

纤维素能够润肠通便，多吃可防止发生便秘。

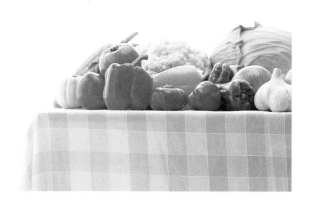

211

✸ 莲藕

莲藕排骨汤可治疗产褥期的贫血症状。莲藕还有缓和神经紧张的作用。

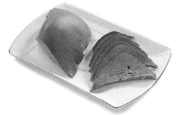

✸ 动物内脏

动物内脏含丰富铁质，新妈妈食用可以预防贫血。

✸ 小米粥

小米粥富含 B 族维生素、膳食纤维和铁。可单煮小米或与大米同煮，有很好的滋补效果。

✸ 花生

花生能养血止血，可治疗贫血、出血症，有滋养作用。

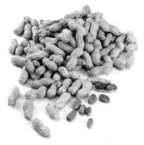

✸ 水果

苹果、香蕉、桃、柑橘、西瓜、梨等水果色鲜味美，不仅可促进食欲，还可以帮助消化和排泄，补充人体需要的维生素。此时新妈妈的消化系统功能尚未完全恢复，不要吃过多水果。冬天如果水果太凉，可先在暖气上放一会儿或用热水烫一下再吃。

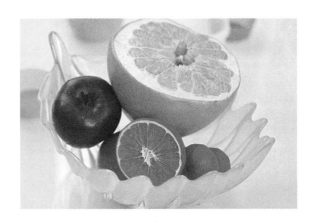

✸ 麻油和蜂蜜

麻油和蜂蜜有润肠通便作用，新妈妈产后宜适当食用。睡前饮 1 小杯蜂蜜水，早晨空腹吃香蕉 1~2 根，每晚空腹吃苹果 1~2 个，三餐喝稀饭，均可缓解便秘。

✸ 芝麻

芝麻富含蛋白质、铁、钙、磷等营养成分，多吃可滋补身体，预防产后钙质流失及便秘，非常适合产妇食用。

新妈妈产褥期饮食原则

产后饮食应注意科学搭配，原则是富有营养、易消化、少食多餐、粗细混吃、荤素搭配、变化多样。

◎ 清淡少油

为便于消化，应采用蒸、炖、焖、煮等烹调方法，少采用煎、炸的方法。

◎ 有荤有素，粗细搭配

产褥期的食物品种要丰富，要搭配着吃荤菜素菜，经常吃些粗粮和杂粮，对改善便秘有好处。

◎ 多吃流质或半流质食物

产妇的饮食要均衡，不要偏食，应根据医生的要求进食，多吃几天流质或半流质食物，不要多吃油腻、味重的食品，以免加重胃肠负担，引起腹胀、腹泻等症状。

新妈妈产褥期营养要素

◉ 高蛋白饮食

新妈妈应多补充高蛋白食物，可促进身体疲劳的恢复和创伤修复。

◉ 低脂肪

产褥期新妈妈卧床休息的时间较多，应多吃低脂肪的食物，多吃黑鱼、鲫鱼、虾、黄鳝、鸽子等食物，避免因脂肪摄入过多引起产后肥胖。

◉ 保证充足的热量

新妈妈哺乳期应补充高热量饮食，以补充乳汁分泌所消耗的热量。摄入的热量不足，会影响妈妈的泌乳量，宝宝的"口粮"就得不到保证，会影响宝宝的生长发育。

产褥期，新妈妈每天应该补充的热量为2700~3000千卡。食物的摄入量为主食400克，牛奶250克，肉类100~150克，豆制品100克，蔬菜和水果400~500克。

◉ 丰富的维生素及矿物质

新妈妈应多吃富含维生素及矿物质的食物，可补血、补钙。

◉ 充足的水分

新妈妈每天应摄入充足的水分，以满足身体恢复和哺乳的需要。

> **·爱心提示·**
>
> 新妈妈产后不宜立即节食减肥，而应多吃一些富含营养的食物，满足自身恢复和哺乳的需要。

正常分娩产褥期饮食安排

◎ 产后 1~2 天应进食易消化的流质或半流质食品。

◎ 产后第 1 天应吃流质食物，如小米粥、豆浆、牛奶等，多喝汤水。

◎ 产后第 2 天可吃较稀软清淡的半流食，如水卧鸡蛋、鸡蛋挂面、蒸鸡蛋羹、蛋花汤、馄饨、甜藕粉等。

◎ 以后可根据产妇具体情况，补充营养丰富的普通饮食。

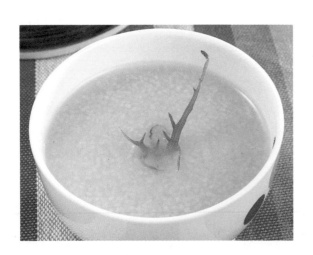

> **· 爱心提示 ·**
>
> 分娩时，若有会阴撕裂伤，应给予流质或半流质等少渣饮食 5~6 天，不形成硬便，以免再度撕伤缝合的括约肌。

剖宫产妈咪术后进食三不宜

✹ 剖宫产术后不宜进食过多

剖宫产手术时肠管受到刺激，胃肠道正常功能被抑制，肠蠕动相对减慢。进食过多，肠道负担加重，会造成便秘、产气增多、腹压增高，不利于康复。所以，术后 6 小时内应禁食，6 小时后也要少进食。

✹ 剖宫产术后不宜多吃鱼类食品

据研究，鱼类食物含有一种有机酸物质，有抑制血小板凝集的作用，会妨碍术后的止血及伤口愈合。

✹ 产后不宜吃产气多的食物

产气多的食物有黄豆、豆制品、红薯等，食后易在腹内发酵，在肠道内产生大量气体而引发腹胀。

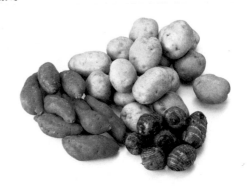

剖宫产妈咪的饮食原则

剖宫产手术中的麻醉、开腹等治疗手段对产妇的身体是一次考验，剖宫产的产妇产后恢复较慢。因手术刀口疼痛，食欲会受到影响。

◎ 剖宫产的产妇对营养的要求比正常分娩的产妇更高，应注意补充富含蛋白质的食物，以利于切口愈合。

◎ 剖宫产的产妇产后应选食一些有辅助治疗功效的药膳，以改善症状，促进机体恢复，增加乳汁的分泌。

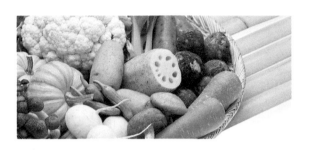

> ### · 健康小百科 ·
>
> 剖宫产后，新妈咪可先喝点萝卜汤，帮助因麻醉而停止蠕动的胃肠道恢复正常功能，以肠道排气作为可以开始进食的标志。

龙眼汤、龙眼胶、龙眼酒等都是很好的补血食物，适合产后妈咪食用。

⊛ 咸萝卜干

咸萝卜干含有丰富的铁质，吃起来别有一番风味。

⊛ 发菜

发菜色黑似发，质地粗而滑，富含铁质，常吃既能补血，又能使头发乌黑。妇女产后可用发菜煮汤、做菜。

⊛ 胡萝卜

胡萝卜含维生素 C 和 B 族维生素，且含有一种特别的营养素——胡萝卜素。胡萝卜素对补血极有益，可用胡萝卜煮汤。

⊛ 面筋

面筋的含铁量相当高，适合妇女产后进食。

产后补血食物大搜罗

⊛ 金针菜

金针菜含铁质较多，具有利尿和健胃的作用。

⊛ 龙眼肉

龙眼肉是民间熟知的补血食物，含铁质丰富。

产褥期饮食误区

◉ 误区一：产后出血多，应吃桂圆、红枣、赤豆补血

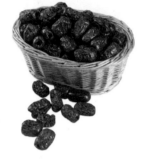

桂圆、红枣、赤豆都是活血食物，吃这些食物不但不能补血，反而会增加出血量。这些都是高糖食物，有的产妇在床上吃，又不及时刷牙，很容易引起蛀牙。一般新妈妈在产后 2 周以后或恶露干净后，才适合吃这些食物。

◉ 误区二：火腿有利于伤口愈合，要多吃

火腿是腌腊制品，含大量亚硝酸盐类物质。亚硝酸盐类物质是致癌物质，摄入过多，人体不能代谢，蓄积在体内，会对机体产生危害。产妇吃过多火腿，亚硝酸盐物质会进入乳汁，并蓄积在婴儿体内，给婴儿的健康带来潜在的危害。所

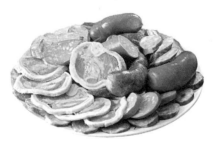

以，产妇不宜吃火腿。

◉ 误区三：月子里不能吃水果

水果含多种维生素和矿物质，新妈妈产后 3~4 天不要吃凉性的水果，如梨、西瓜等，接下来的日子，应该每天吃 2~3 个水果。有的产妇吃水果时用微波炉将它加热，是不科学的。因为水果里的维生素很容易氧化，加热或久置都会使营养成分损失。

新妈妈产后不宜滋补过量

新妈妈滋补过度不仅是一种浪费，而且有损身体健康。滋补过量易导致肥胖，而肥胖往往是高血压、冠心病、糖尿病的诱因。

滋补过量会使产妇奶水的脂肪含量增高，造成婴儿肥胖或出现长期慢性腹泻，这都会影响婴儿的健康成长。

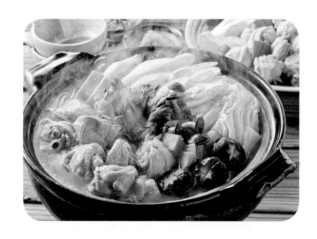

产后恢复期不宜急于用人参滋补

有的产妇产后急于服用人参，想补一补身子。急于用人参补身子是有害无益的。

◎ 人参中含有多种有效成分，这些成分具有强心、兴奋作用，服用者会出现失眠、烦躁、心神不安等不良反应。产妇刚生完孩子，精力和体力消耗很大，需要卧床休息，此时服用人参，会兴奋得难以安睡，影响精力的恢复。

◎ 人参是补元气的药物，服用过多，会加速血液循环，促进血液流动，这对刚刚生完孩子的产妇十分不利。产妇分娩后，内外生殖器的血管多有损伤，服用人参，可能影响受损血管的愈合，造成流血不止，甚至大出血。

◎ 人参属热性药物，服用过多，会导致产妇上火或引起婴儿食热。

产妇不宜吃过多油炸食品

油炸食物比较难消化，产妇不应多吃。油炸食物的营养在油炸过程中已经损失很多，并不能给产妇增加营养，反而给肠胃增加负担。

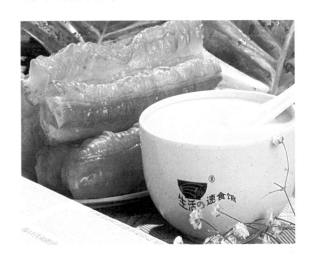

新妈妈产褥期不宜多吃的蔬菜

竹笋、菠菜、苋菜含草酸，会影响钙、铁、锌等矿物质的吸收，新妈妈应少吃。

· 爱心提示 ·

产妇产后一个星期内，不要服用人参。分娩 7 天以后产妇的伤口已经基本愈合，此时服点人参有助于产妇恢复体力，但不宜服用过多。

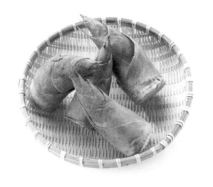

新妈妈产后不宜以鸡蛋为主食

新妈妈产后宜吃易消化且营养丰富的食物。鸡蛋是一种很好的营养品，含丰富的蛋白质、脂肪、卵磷脂、核黄素、钙、磷、铁及多种维生素，不少产妇以它为主食。

将鸡蛋作为营养品进食是正确的，但将其作为主食就不科学了。单一食品所含的营养物质毕竟有限，过多食用鸡蛋而忽略其他营养素的摄入，会引起消化功能紊乱和身体生理机能失调。

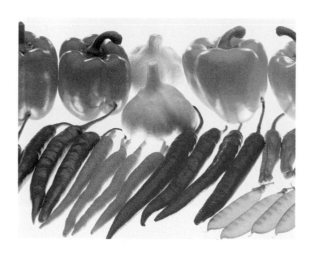

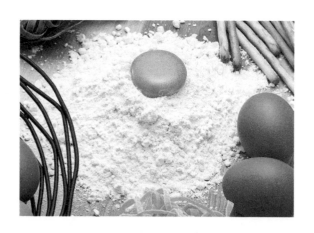

·健康小百科·

产妇以每天吃 2~3 个鸡蛋为宜。另外产妇应多吃易消化且营养丰富的食品，如米饭、面条、肉类、鱼等，这样既可保证营养的供给、消化功能的正常，又可调节产妇的食欲。

新妈妈应少吃辛辣、生冷坚硬的食物

新妈妈产后 1 个月内饮食应以清淡、易消化为主，食物品种应多样化。如果产后饮食护理得当，产妇身体的康复是很快的。

新妈妈在产褥期应忌食辛辣温燥和生冷的食物。辛辣温燥之物可助内热，引起口舌生疮、大便秘结、痔疮发作。母体内热可通过乳汁影响婴儿。

所以，产妇在产后 1 个月内应禁食韭菜、大蒜、辣椒、胡椒、茴香、酒等。生冷坚硬之物易损伤脾胃，影响消化。生冷之物还易致淤血滞留，可引起产后腹痛、恶露不尽等。坚硬之物还易使牙齿松动疼痛。

新妈妈产后不宜过量食用红糖

适量吃红糖对母婴都有利。红糖所含的营养成分有助于产妇产后恢复。红糖水有利尿作用，可使产妇排尿通畅，减少尿潴留，使恶露排泄通畅，有利于产后子宫收缩。

红糖有活血化瘀作用，过多食用会引起恶露增多，造成继发性失血。因此，产妇吃红糖的时间以产后7~10天为宜。红糖含较多杂质，应煮沸待杂质沉淀后再服用。

·爱心提示·

产妇不宜过度滋补，只需适当增加营养，能保证营养全面，满足需要就可以了。

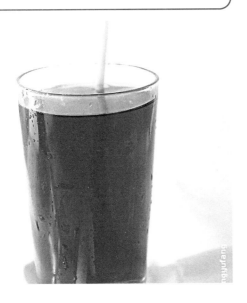

新妈妈产后美容饮食调理

新妈妈产后应多食含维生素C、维生素E及蛋白质的食物，如西红柿、柠檬、鲜枣、芝麻、核桃、薏米、花生米、瘦肉、蛋类等。少食油腻、辛辣、刺激性食品，忌烟酒，不喝过浓的咖啡。

◎ **维生素C：** 可抑制代谢废物转化成有色物质，减少黑色素的产生，有助于美白。

◎ **维生素E：** 能促进血液循环，加快面部皮肤新陈代谢，防止老化。

◎ **蛋白质：** 可促进皮肤生理功能，保持皮肤弹性。

新妈妈吃海鲜会引起刀口发炎吗

刀口发炎，是由刀口感染细菌而引起的炎症反应，局部表现为红肿、发热、疼痛，严重的可引起刀口化脓、愈合不好，甚至开裂。会阴部切口由于恶露的不断排出，不能保持干燥，易受细菌污染，刀口感染发生率较高。所以，刀口感染与否与是否吃海鲜无关。海鲜属高蛋白食物，产后适当食用有利于身体的恢复和刀口的愈合。

·爱心提示·

部分人对海鲜食物过敏，在刀口愈合之前最好不要吃虾、螃蟹和贝类食物。

新妈妈产褥期食谱

适合产后恢复饮用的饮料

⊛ 大枣人参汤

原料：

　　大枣5枚，人参6克。

做法：

　　将大枣、人参放入炖盅内，隔水煮1小时，分2次，温热服食。人参可连用2~3次。

功效： 大补元气，养血安神，适用于产妇失血过多、气短乏力、心悸失眠等症。

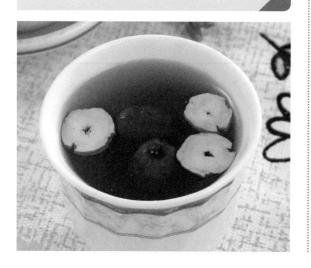

⊛ 香蜜茶

原料：

　　蜂蜜80克，香油35克。

做法：

　　将一杯开水晾凉，把香油和蜂蜜混合均匀，加入凉开水调服，早晚各1次。

功效： 此茶润肠增津，滑肠通便，对产后肠道津枯便秘者有一定疗效。

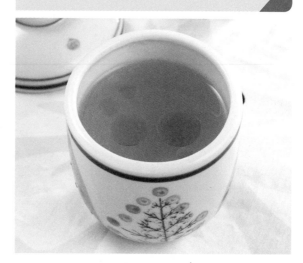

适合产后恢复食用的粥

❋ 龙眼莲子粥

原料：

龙眼肉、莲子各 30 克，白木耳 15 克，糯米适量。

做法：

❶ 将莲子去心，与龙眼肉一起洗净。将白木耳泡开，去蒂根，洗净，撕成小朵。将糯米淘洗干净。

❷ 将锅置于火上，加适量清水，将莲子、龙眼肉、白木耳、糯米一起放入锅内，用旺火煮沸，文火煮约 1 小时，至粥黏稠即可食用。

功效： 此粥健脾胃，养心安神，补血益智，适合脾胃虚弱的产妇产褥期食用，可增强产妇体质，有益于婴儿智力发育。

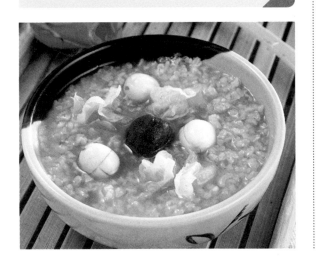

❋ 羊骨小米粥

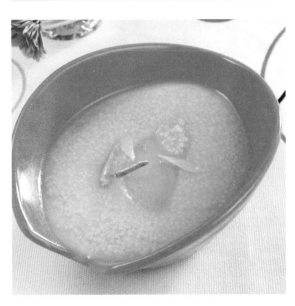

原料：

小羊骨、小米各适量，陈皮 5 克，姜、苹果各 10 克。

做法：

❶ 将羊骨捣碎，加陈皮、姜丝、苹果、水，煎成浓汁，去渣。

❷ 将浓汁加小米煮粥即可食用。

功效： 主治产后体虚、腰膝无力、小腹泛痛下坠等症。

适合产后恢复食用的汤煲

❀ 炖鳗鱼

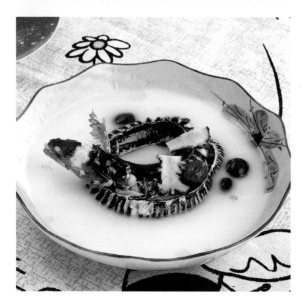

原料：

鳗鱼、当归、黄芪、红枣、米酒各适量。

做法：

❶ 将鳗鱼洗净，切段备用。

❷ 在锅中放水，将所有材料及调味料放入，炖煮 40~50 分钟，待鳗鱼熟烂即可。

> **功效：** 鳗鱼蛋白质含量丰富，适合产妇坐月子时食用。当归有促进血液循环、帮助子宫收缩及补血的作用。黄芪有使血压升高的作用，有高血压的产妇应小心食用。

❀ 海鲜炖豆腐

原料：

鲜虾仁 100 克，鱼肉片 50 克，嫩豆腐 200 克，青菜心 100 克，熟猪油、精盐、葱、生姜各适量。

做法：

❶ 将虾仁、鱼肉片洗净。将青菜心择洗干净，切成段。将豆腐切成小块。将葱、生姜洗净，切成末。

❷ 将锅置于火上，放入猪油烧热，下葱末、姜末爆锅，再下入青菜叶稍炒，放入虾仁、鱼肉片、豆腐稍炖一会儿，加入精盐调味即可食用。

> **功效：** 此菜具有补肾壮阳、丰乳通乳等作用。适用于产妇脾肾两虚所致的乳汁稀少、疲倦乏力等症，还有利于婴儿大脑发育。

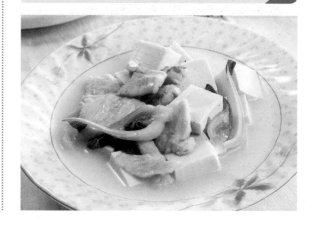

✳ 八宝鸡汤

原料：

净鸡肉 200 克，猪肉 100 克，党参、茯苓、熟地各 5 克，炒白术、甘草、白芍、当归、川芎各 1 克，葱、姜、盐、肉汤各适量。

做法：

❶ 将 8 种药物洗净，用纱布袋装好，扎紧袋口。将鸡肉、猪肉分别洗净。将姜洗净拍碎，将葱洗净，切段。

❷ 把猪肉、鸡肉和药袋放入锅中，加肉汤烧沸，去浮沫，加葱姜，小火炖至鸡肉熟烂，将药袋、葱、姜拣出，捞出鸡肉和猪肉，将猪肉切条、鸡肉切块，用精盐调味，装碗即成。

功效： 此汤用中药与鸡肉、猪肉相合而成，为气血双补的有名方剂。可治疗气血两虚、面色苍白、食欲不振、四肢倦怠、头晕目眩等症。产妇食用可滋补虚弱，强壮身体。

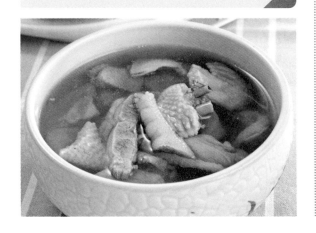

✳ 黄豆排骨汤

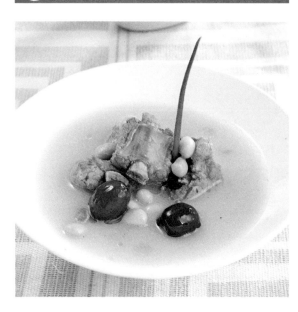

原料：

猪排骨 500 克，黄豆 50 克，大枣 10 枚，黄芪、通草各 20 克，姜片、盐各适量。

做法：

❶ 将猪排骨剁块。

❷ 将黄豆、大枣洗净。将黄芪、通草洗净，包成药包。

❸ 在锅内加水，烧开，放入排骨、黄豆、大枣、姜片和药包，煮 2 小时，拣去药包、姜片，加盐调味即成。

功效： 益气养血，通经络，适用于产褥期气血虚弱所致的缺乳、少乳等症。

✸ 红枣炖兔肉

原料：

红枣 15 克，兔肉 200 克，盐适量。

做法：

❶ 将兔肉切块。将红枣去核洗净。

❷ 将兔肉、红枣放炖盅内，加水，隔水炖至兔肉熟烂，放盐即可。

> **功效：** 红枣有养血补脾、益气强体的功效。兔肉可补气血、利大肠、治消渴。红枣炖兔肉可治产妇血虚引起的疲乏倦怠。

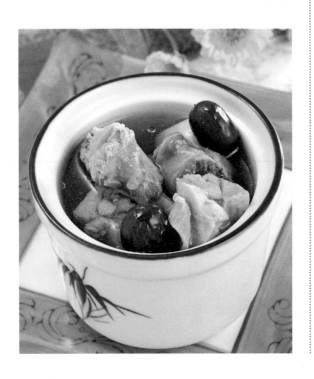

✸ 牡蛎紫菜蛋汤

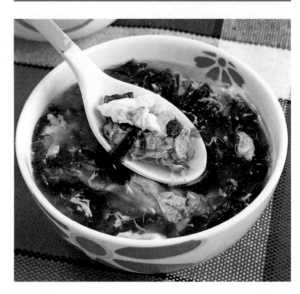

原料：

牡蛎肉 200 克，鸡蛋 2 个，紫菜 15 克，鸡汤、香油、盐、姜片各适量。

做法：

❶ 将鸡蛋磕入碗内，打散成糊。

❷ 在锅中加鸡汤适量，放入姜片烧沸，捞出姜片，加入牡蛎肉煮熟，加入紫菜、盐，浇上鸡蛋糊，撒入香油调味即成。

> **功效：** 牡蛎有滋阴养血、解毒等作用。紫菜含碘、胆碱、钾、糖等成分，有软坚散结、化痰、清热利尿的作用。各料配成汤，适于产褥期食用，可调养身体。

❀ 清炖鸡参汤

原料：

水发海参 400 克，童子鸡 750 克，火腿片 25 克，水发冬菇、笋花片各 50 克，鸡骨 500 克，小排骨 250 克，盐、料酒、葱、姜、高汤各适量。

做法：

❶ 将海参洗净，下开水锅余一下取出。将鸡骨、小排骨斩块，与童子鸡一起下开水锅余一下取出。将冬菇去蒂。

❷ 将海参、童子鸡放汤锅内，把笋花片放在海参与童子鸡间的空隙两头，把火腿片放在中间，加料酒、盐、葱、姜、小排骨、高汤，加盖，上笼蒸烂取出，去鸡骨、排骨，捞去葱、姜。

> **功效：** 补肾益精，养血润燥，培益脏腑，产后体虚者食之有益，对婴儿骨质发育及产后母体恢复有利。

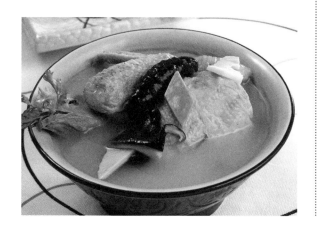

❀ 牛骨萝卜汤

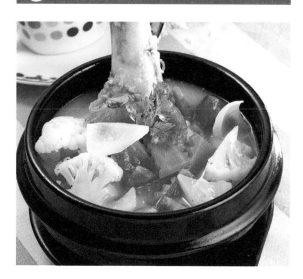

原料：

牛骨 1000 克，红萝卜 200 克，番茄、菜花各 100 克，洋葱 1 个，盐、花生油各适量。

做法：

❶ 将牛骨大块斩断，洗净，放沸水中焯一下。将红萝卜洗净，去皮切块。将西红柿洗净，切块。将菜花切块。将洋葱剥去外皮，切块。

❷ 将锅烧热，下入花生油，用慢火炒香洋葱，加适量水烧沸，放入牛骨，文火煮 1 小时，捞出牛骨，放入萝卜稍炖，加入菜花烧沸，放入盐调味即成。

> **功效：** 牛骨含有丰富的钙质，产妇宜常食用。

❋ 清炖甲鱼

原料：

甲鱼 1 只，水发冬菇 50 克，鸡腿肉 100 克，香菜、盐、葱、姜、绍酒、鸡汤、食用油各适量。

做法：

❶ 将甲鱼剁头，控净血，洗净，放沸水中烫一下捞出，放入冷水，刮去黑皮，撬开甲鱼盖，去掉内脏，剁去爪尖，剁块，放沸水中烫一下捞出，控净水。

❷ 将鸡腿肉切块，将香菜切段，将冬菇切两半，将葱切段，将姜切块。

❸ 在锅内下油，用葱、姜爆锅，下鸡汤、绍酒、冬菇、鸡块，将甲鱼块放入，旺火烧滚，小火慢炖至熟烂，取出葱、姜，加香菜段、盐即可。

> **功效：** 甲鱼是滋补佳肴，产褥期食用更佳。

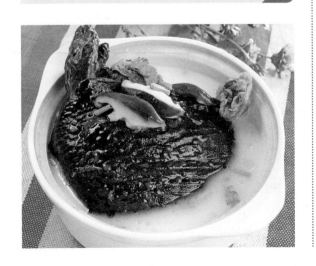

❋ 人参鸡片汤

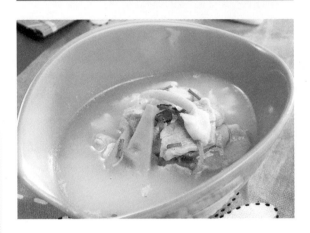

原料：

鸡脯肉 200 克，人参 5 克，冬笋 50 克，鸡蛋清 1 个，盐、料酒、葱、姜、香菜、鸡汤、猪油、香油各适量。

做法：

❶ 将鸡肉、人参、冬笋切片。将葱姜洗净，切丝，将香菜切段。

❷ 把猪油放入锅内，烧至五成热，下鸡肉片翻炒至熟，盛出。

❸ 在锅内加油烧热，下葱丝、姜丝、笋片、人参片、鸡蛋清煸炒，倒入鸡肉片炒匀，加盐、鸡汤、料酒调味，放上香菜段、香油即成。

> **功效：** 鸡脯肉有大补元气、止渴生津、填精补髓、活血调经的功效。此汤适用于产后体弱或体弱消瘦者补养。

❀ 花生猪蹄汤

原料：

花生米200克，猪蹄2只，葱、姜、盐、黄酒、清汤各适量。

做法：

❶ 将猪蹄刮洗干净，顺猪爪劈成两半。将花生米洗净，泡涨。将葱、姜洗净，将葱切段，将姜切块。

❷ 将砂锅置于火上，倒入清汤，放入猪蹄、花生、葱段、姜块、黄酒，旺火烧开，撇去浮沫，小火煨炖至猪蹄软烂，加入盐调味即可。

功效： 此菜富含优质胶原蛋白、钙及维生素，有补脾益气、养血生肌、通乳、美容的功效。产褥期食用，可预防产后缺乳。

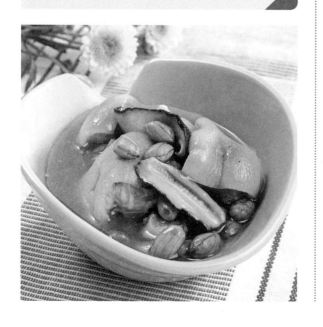

❀ 萝卜炖羊肉

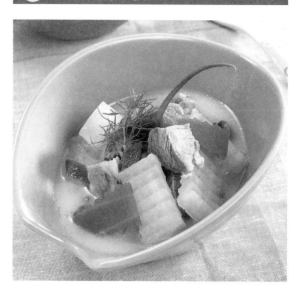

原料：

萝卜1000克，羊肉50克，陈皮10克，料酒、葱、姜片、精盐各适量。

做法：

❶ 将萝卜洗净，去皮，切块。

❷ 将羊肉洗净，切块。

❸ 将陈皮洗净，将姜洗净，切片，将葱切段。

❹ 将羊肉、陈皮放入锅内，用武火烧开，再用文火煮半小时，加入萝卜、葱、姜片、料酒、盐，炖至萝卜熟透即成。

功效： 温中益气，化痰止咳，适用于产中力气不足、身体虚弱、便秘咳嗽等症。

适合产后恢复食用的热炒

✳ 栗子鸡块

原料：

光仔鸡 1 只，栗子 350 克，酱油、精盐、料酒、葱、姜、水淀粉、花生油、熟油、白糖各适量。

做法：

❶ 将光仔鸡剁块，加酱油拌匀。将栗子切去一边，煮熟，剥去外壳及皮。将葱切段，将姜切块，拍松。

❷ 在炒锅内放入花生油，烧至七成热，下鸡块炸至金黄色，捞出。将栗子放入锅中稍炸，捞出。

❸ 在炒锅内留油烧热，下葱、姜炸出香味，放入鸡块、料酒、酱油、白糖、盐、清水烧沸，放入栗子烧煮，至鸡块、栗子酥烂，收汁，将鸡块装盘内，将栗子围在鸡块周围，将卤汁用水淀粉勾芡，放入熟油，浇在鸡块上即成。

功效： 补肾强筋，养胃健脾，补益五脏，适宜孕妇、乳母等食用。

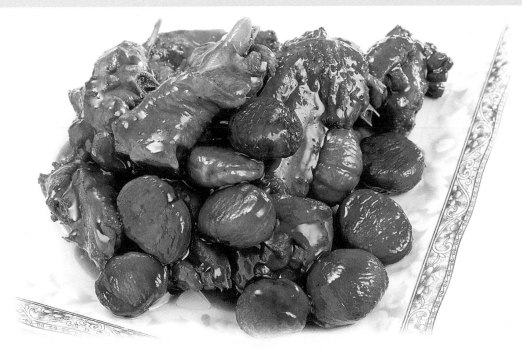

✳ 熘炒黄花猪腰花

原料：

　　猪腰子500克，黄花菜50克，葱、姜、食用油、盐、糖、生粉各适量。

做法：

❶　将猪腰子剖开，去筋膜臊腺，洗净，切块。

❷　起油锅，待油至九成热时放姜、葱及腰花爆炒片刻。猪腰熟透变色时，加黄花菜、盐、糖适量，熘炒片刻，加水、生粉勾芡即成。

功效： 补肾通乳。

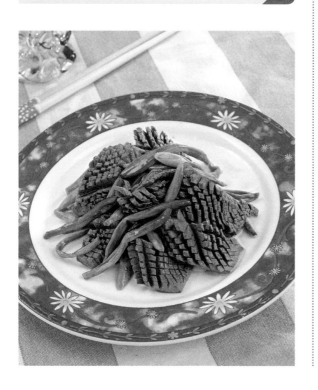

✳ 干贝芦笋

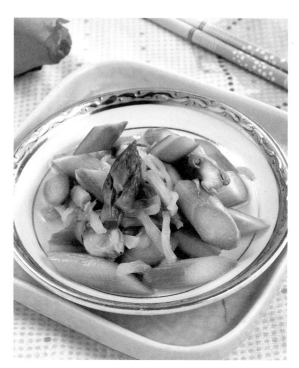

原料：

　　生干贝、芦笋、文蛤、葱、盐、麻油各适量。

做法：

❶　将芦笋去除外皮，切成小段。将文蛤洗净，用开水烫熟，去壳取肉备用。

❷　在热锅中放入麻油，爆香葱末，先放入生干贝、芦笋拌炒，再放入文蛤，用大火略为拌炒，加盐调味即可。

功效： 此菜含有丰富的蛋白质和纤维素。

⊛ 三色豆腐

原料:

豆腐、彩色甜椒、葱、香菇、虾米、鸡胸肉、盐、姜片、麻油各适量。

做法:

❶ 将香菇、虾米泡软。将豆腐、彩色甜椒、香菇切块。将鸡胸肉氽烫,待凉切片。

❷ 在热锅中放入麻油,爆香虾米、香菇及姜片,入豆腐、彩色甜椒及葱,大火略炒,加入调味料即可。

功效: 含适量油脂、大量维生素C,营养可口。

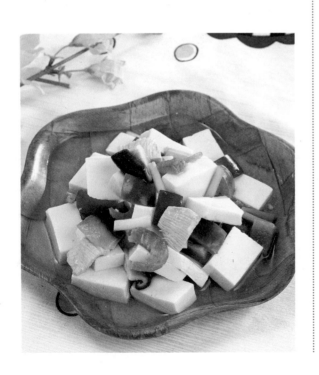

⊛ 红杞蒸鸡

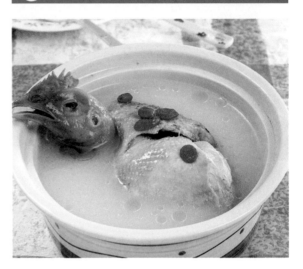

原料:

枸杞15克,母鸡1只,清汤、料酒、胡椒面、姜、葱、盐各适量。

做法:

❶ 将母鸡宰杀,去毛去内脏,洗净。将葱切段,将姜切片。把母鸡放入锅内,沸水氽透,捞出,冲洗干净沥水。

❷ 将枸杞装入鸡腹内,放入盆里(腹部朝上),加葱、姜、清汤、盐、料酒、胡椒面,盖好,用湿棉纸封住盆口,上笼蒸2小时取出。揭去棉纸,拣去姜片、葱段即成。

功效: 滋补肝肾,补益气血,对产妇产后气血补益作用较大,有利于产妇身体复原、泌乳。

❀ 竹笋炒血豆腐

原料：

血豆腐 200 克，竹笋 100 克，色拉油、酱油、料酒、葱花、水淀粉、食盐各适量。

做法：

❶ 将血豆腐切成小块，将竹笋去皮洗净，切成片。

❷ 把血豆腐、竹笋一起放入锅中焯水。

❸ 在锅中注入色拉油烧热，下葱花炝锅，加竹笋、血豆腐、料酒、酱油、食盐翻炒至熟，下水淀粉勾芡，炒几下即可。

功效： 适于产后贫血患者食用，可补血养血、润肤抗皱。

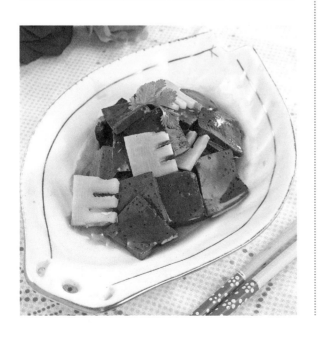

❀ 烧全家福

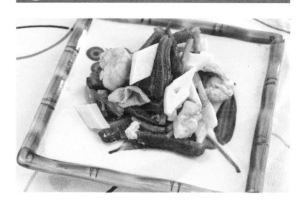

原料：

虾仁 25 克，瘦肉 50 克，鸡蛋 50 克，海参（干）25 克，玉兰片（干）25 克，菠菜梗 100 克，植物油 20 克，肉汤、葱、姜、料酒、盐、湿团粉各适量。

做法：

❶ 将虾仁洗净，抓干团粉，加少许料酒，过油后控净。将瘦肉煮熟，切片。

❷ 将鸡蛋打散，加少许水，蒸 5 分钟，取出切厚片。

❸ 将发好的海参去内脏，切块。把发好的玉兰片洗净，切片。将菠菜去根，洗净，去叶，留梗切段。

❹ 用油、葱花、姜丝炝锅，加适量肉汤煮沸，倒入虾仁、肉片、蛋羹、海参、玉兰片，煮片刻，加入菠菜梗，开锅后勾芡、加盐即可。

功效： 补肾养血。

适合产后恢复食用的主食

✳ 粟米饭

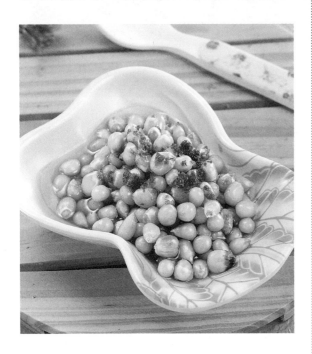

原料：

粟米 150 克。

做法：

将粟米放入锅中，加适量水，加盖，用武火烧沸，用文火焖煮 30~40 分钟即成。

> **功效：** 补虚益肾，适用于产后肾气不足、精血受损等症。

✳ 西红柿猪肝菠菜面

原料：

鸡蛋面 120 克，西红柿 1 个，菠菜 25 克，猪肝 60 克，精盐、胡椒粉、食用油各适量。

做法：

❶ 将猪肝洗净，切小片。将菠菜洗净。将西红柿洗净，切小片。

❷ 在锅中加油烧热，下入猪肝、菠菜、西红柿炒熟盛出。

❸ 在锅中加水烧开，下入面条，待面条熟后，下入炒好的猪肝、菠菜、西红柿，调味即可。

> **功效：** 口味清淡，营养丰富。

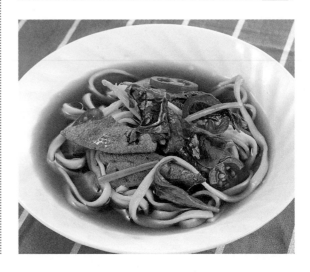

✺ 黑糯米油饭

原料：

五花肉、红葱头、黑糯米、香菇、虾米、盐、酱油、色拉油各适量。

做法：

❶ 将黑糯米洗净，浸泡 3~4 小时。将香菇泡软，切丝。将虾米泡软。将黑糯米放入电饭锅煮熟。

❷ 用色拉油爆香红葱头，加肉、虾米、香菇、盐，炒熟，将煮熟的米放入拌炒，加酱油调味，略炒 3 分钟即可。

功效： 黑糯米含丰富的钙、铁、蛋白质、B 族维生素，可治疗产后贫血。

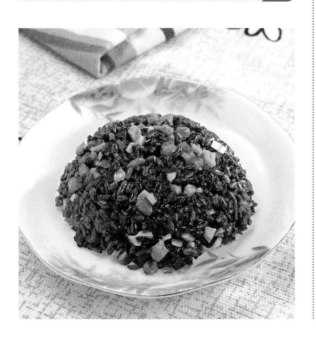

✺ 桑葚芝麻面

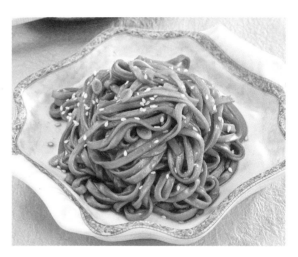

原料：

桑葚、芝麻各 30 克，面粉 250 克，盐、酱油、猪油各适量。

做法：

❶ 将芝麻去杂，洗净，用文火炒香，盛出晾凉，捣成泥。将桑葚洗净，加适量水，煮 2 小时，去渣留浓汁。

❷ 将桑葚浓汁放入盆中，加入面粉、少许水，揉成面团，制成面条，稍加干面，抖散。

❸ 在锅中加水，用旺火烧沸，下入面条搅匀，烧至水开，再煮 5 分钟，捞出，放入大汤碗，加猪油、盐、酱油及芝麻拌匀，加面汤即成。

功效： 健脾胃，补肝肾，适用于体虚、肠燥、大便干结者，对产后便秘有一定疗效。

✳ 什锦面

原料：

　　绞肉、香菇、豆腐、金针菇、蛋白、绿色青菜、红萝卜、面条、干海带各适量，色拉油、盐、鸡骨头、高汤各适量。

做法：

❶ 将鸡骨头、干海带熬高汤。将香菇、金针菇、红萝卜切细丝，将绿色青菜切段，将豆腐切条，用滚水汆烫。在绞肉中加入蛋白揉成小丸子，烫熟。

❷ 将面条置于高汤中煮熟，加上述材料调味。

功效： 清淡爽口，营养均衡，适合产褥期食用。

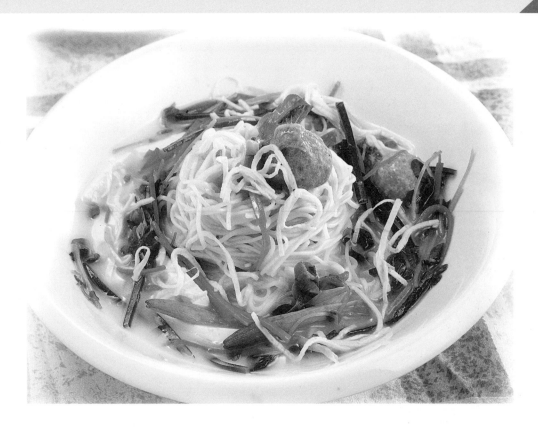

新妈妈产褥期易出现的不适与饮食对策

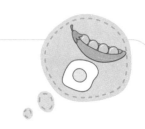

乳房胀痛

新妈妈产后会感觉乳房胀痛，局部皮肤发热。

腹痛

产后子宫不断收缩，新妈妈会感到阵发性腹痛。

出汗多

产妇出汗多属生理现象，出汗是排泄体内水分的主要方式。妊娠期母体内增加了很多水分，产后主要通过出汗排泄水分。

便秘和小便困难

产妇腹部压力降低，肠蠕动减慢，产后活动较少，容易发生便秘。分娩时胎儿头部压迫膀胱时间较长，产后腹腔压力有所改变，使膀胱收缩力差，容易造成排尿困难。

饮食对策

◎ 产后第一天可吃清淡、易消化的食物，第二天以后可多吃高蛋白和汤汁食物，适当补充维生素和铁剂。

◎ 新妈妈产后脾胃虚弱，要多进食富含高蛋白的食物和新鲜的蔬菜、水果。

◎ 身体虚弱者还应适当搭配一些药膳，忌食过咸、过硬、生冷及辛辣刺激性食物。

◎ 新妈妈产后易出现便秘，应多喝水，多吃汤饭，多吃水果和粗纤维蔬菜，避免吃过多荤食，少吃辣椒、胡椒、芥末等刺激性食物，不可饮酒。

◎ 每日进餐时，新妈妈应适当吃一些粗粮，做到粗细粮搭配，力求主食多样化。

新妈妈产褥期常见疾病的饮食调理

新妈妈预防消化不良的饮食调理

产后随着胃、小肠、大肠的位置恢复正常，胃肠道的功能也逐步恢复正常。但产妇常常卧床，如果进食油腻食物过多，蔬菜水果过少，胃肠道的蠕动就会减少，会出现胀气、消化不良、食欲不振，甚至恶心、呕吐等症状。

预防消化不良的措施：

◎ 应少吃过于油腻和不易消化的食物，多吃蔬菜水果。

◎ 要少食多餐，适当活动。

◎ 可服用一些助消化的药物，如多酶片等。

◎ 常喝酸奶也可助消化。

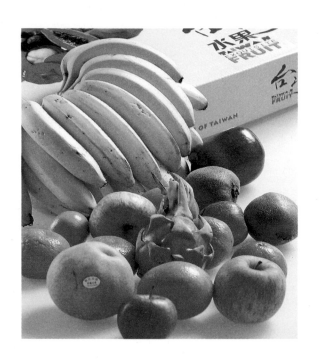

新妈妈预防产后脱发的饮食调理

有些妇女怀孕期间饮食单调，不能满足母体和胎儿的营养需求，体内缺乏蛋白质、钙、锌、B族维生素。这会影响头发的正常生长，头发容易折断、脱落。如果产褥期不常洗头，头皮上积聚过多油脂和灰尘，加之出汗又多，易引起毛囊炎，加重脱发。

新妈妈应注意平衡膳食，不要挑食、偏食，

多食新鲜蔬果、海产品、豆类、蛋类等，以满足头发对营养的需要。

> **· 健康小百科 ·**
>
> 产妇要多吃营养丰富、易消化的高蛋白食物。需要注意的是不要增加脂肪的摄入，以免脂肪堆积。

新妈妈预防产褥感染的饮食调理

临产时，产妇应多进食和饮水，抓紧时间休息，避免过度疲劳，以免身体抵抗力降低。产后，新妈妈应加强营养，及时补充足够的热量，尽快纠正贫血，以预防产褥感染。

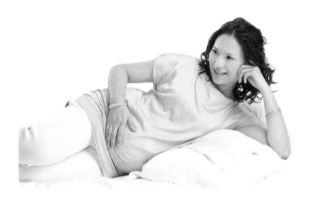

新妈妈产后预防痔疮的饮食调理

为预防产后痔疮，新妈妈应勤喝水，早活动，增加肠道水分，增强肠道蠕动，预防便秘。

新妈妈应少吃辛辣刺激或过于精细的食物，多吃粗纤维食物，如芹菜、白菜等，这样经肠道消化后的食物残渣比较多，大便容易排出。

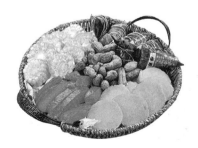

新妈妈预防中暑的饮食调理

◎ 新妈妈应多喝水。

◎ 新妈妈应多吃生津解暑的食物，如西瓜、西红柿、黄瓜等。

◎ 新妈妈应少吃过于油腻的食品。

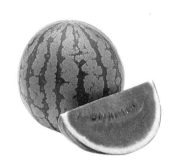

新妈妈预防生育性肥胖的饮食调理

◎ 为避免产后发胖，应坚持合理饮食，不要暴饮暴食。产后食物结构应以高蛋白、高维生素、低脂肪、低糖为主。应荤素搭配，多吃新鲜水果和蔬菜。

◎ 不要过度补充营养，以免造成脂肪堆积。不要多吃主食、甜食和高脂肪食物，还应少吃含糖量高的水果。

◎ 多吃瘦肉、豆制品、鱼、蛋、蔬菜、水果等，既能满足身体对蛋白质、矿物质、维生素的需要，又可防止肥胖。

新妈妈预防恶露不尽的饮食调理

❂ 什么是恶露不尽

产后从子宫里排出的恶露一般 3 周左右排干净，但如果一直不断排出就称为恶露不尽。

❂ 恶露不尽的原因

恶露不尽常见于以下三种情况：

◎ 组织物残留

妊娠月份较大、子宫畸形、子宫肌瘤、手术中妊娠组织物未完全清除，均可导致部分组织物残留于宫腔内。此时除了恶露不净，还有出血量时多时少，内夹血块，并伴有阵阵腹痛等表现。

◎ 宫腔感染

生产时手术操作消毒不严格等原因可导致宫腔感染。此时恶露有臭味，腹部有压痛，并伴有发热，查血象可见白细胞总数升高。

◎ 宫缩乏力

产后未能很好休息、平素身体虚弱多病，或手术时间过长、耗伤气血，均可导致宫缩乏力，恶露不尽。

❂ 预防恶露不尽的饮食对策

为预防恶露不尽，产妇应多进食富有营养的易消化的食物，多吃些有助于补血止血的食物，如小米、红糖、山楂、阿胶等。

❂ 调理食谱：小米鸡蛋红糖粥

原料：

新鲜小米 100 克，鸡蛋 3 个，红糖适量。

做法：

先将小米清洗干净，然后在锅里加足清水，烧开后加入小米。待煮沸后改成小火熬煮，直至煮成烂粥，再在烂粥里打散鸡蛋、搅匀，稍煮，放入红糖后即可食用。

功效： 小米营养丰富，是产后补养的佳品。与鸡蛋、红糖一起食用，可以补脾胃、益气血、活血脉，适用于产后虚弱、口干口渴、恶露不尽等症。

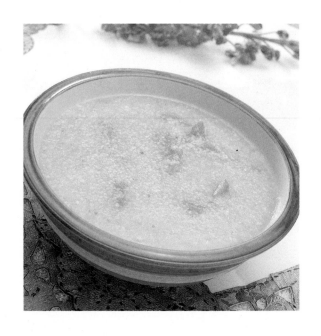

第十二部分

哺乳期饮食

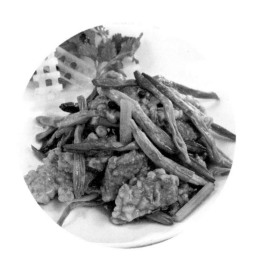

新妈妈哺乳期的饮食原则是富有营养，易于消化；少食多餐，粗细夹杂；荤素搭配，变化多样；富含脂肪和蛋白质，保证热量；多吃流质或半流质食物。新妈妈要多喝些汤类，如鸡汤、鱼汤、排骨汤、猪蹄汤、牛肉汤等，既味道鲜美，又可以促进食欲和乳汁分泌。新妈妈还要多吃富含钙的食品或服用钙剂。

新妈妈哺乳期饮食指导

适合新妈妈哺乳期食用的食物

新妈妈在哺乳期可比平时多吃些鸡、鱼、瘦肉、动物肝脏等，牛肉、猪肝、猪腰、鸡蛋中的蛋白质最适于促进乳汁分泌。此外，还要吃些新鲜蔬菜。

新妈妈在哺乳期还要多食用红糖、芝麻、小米粥、鸡汤、鱼汤等，这些食物营养丰富，有利于下乳。

炖汤类

新妈妈在哺乳期可多喝汤，如鸡汤、排骨汤、牛肉汤、猪蹄汤、肘子汤等，可轮换着喝。猪蹄

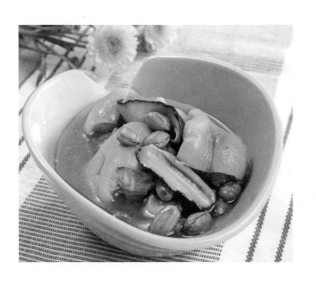

炖黄豆汤是传统的下奶食品，营养丰富，易消化吸收，可以促进食欲及乳汁的分泌。

莲藕

莲藕含大量的淀粉、维生素和矿物质，营养丰富，清淡爽口，可健脾益胃、润燥养阴、行血化瘀、清热生乳。产妇多吃莲藕，能及早清除腹内积存的淤血，增进食欲，帮助消化，促使乳汁分泌，有助于对新生儿的喂养。

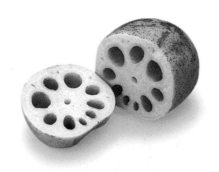

莴笋

莴笋是春季的主要蔬菜之一，含多种营养成分，尤其富含钙、磷、铁，能助长骨骼、坚固牙齿，

有清热、利尿、活血、通乳的作用，尤其适合产后少尿及无乳的产妇食用。

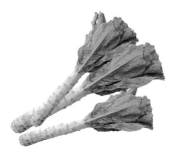

⊕ 奶类及其制品

奶类及其制品含有丰富的钙质，新妈妈食用奶制品可以预防骨质疏松和婴儿佝偻病。

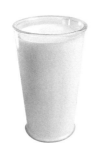

⊕ 鱼类

鱼类营养丰富，通脉催乳，味道鲜美。其中鲫鱼和鲤鱼是首选，可清蒸、红烧或炖汤，汤肉一起吃。

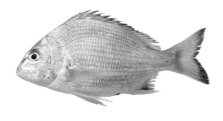

⊕ 海带

海带富含碘和铁，碘是合成甲状腺素的主要原料，铁是制造血细胞的主要原料。产妇多吃海带，能增加乳汁中碘和铁的含量，有利于新生儿的生长发育，防止发生呆小症。

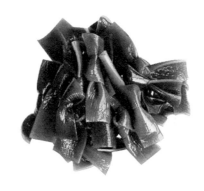

⊕ 红色肉类、贝壳类食物

红色肉类、贝壳类食物含丰富的锌，可以预防儿童呆小症，对小孩的智力开发也有好处。锌还可以通过母乳传递给婴儿，在产褥期及整个哺乳期，准妈妈应多吃这类食物。

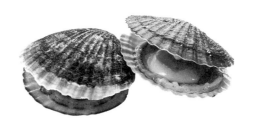

新妈妈哺乳期营养要素

✹ 摄入充足的维生素与矿物质

新妈妈应多吃富含维生素及矿物质的食物，有助于补血和补钙，为宝宝输送充足的养料。

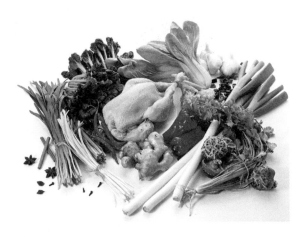

✹ 多吃脂肪和糖类食物

新妈妈要多吃富含脂肪、糖类的食物，保证乳汁充足。

✹ 保证充足的热量

摄入足够的热量是新妈妈保证泌乳量的前提，热量不足将导致泌乳量减少 40%~50%。

✹ 保证充足的水分

新妈妈每天应摄入充足的水分，以满足身体恢复和泌乳的需要。

✹ 采取高蛋白饮食

新妈妈应多吃高蛋白的食物，可促进身体恢复和乳汁分泌。

母乳是婴儿最理想的食物

母乳是婴儿最理想的食物，其含有丰富的蛋白质、脂肪、糖以及各种矿物质，而且营养比例最适合婴儿消化吸收，其成分还会随着婴儿月龄的增长而有所变化，即与婴儿的成长同步变化，以适应婴儿不同时期的需要。

◎ 牛奶中酪蛋白的 as 成分在胃中容易形成凝乳，婴儿难以消化。母乳中只含微量的 as 成分，所以母乳比牛奶更容易消化。

◎ 牛奶中 β – 乳球蛋白含量较多，容易引起过敏反应。母乳中无此种成分。

◎ 乳铁蛋白在母乳中的含量比在牛奶中的含量高。乳铁蛋白可结合铁，对肠道内的某些细菌有抑制作用，可以预防某些疾病。

◎ 溶酶菌有抗菌作用，母乳的抗菌力比牛奶高 3000 倍，是其他任何食品都不能比拟的。母乳中含有丰富的分泌型免疫球蛋白 IgA，能保证婴儿免受各种病邪的侵袭，增强婴儿的抗病能力。所以，母乳喂养的孩子在 6 个月之前很少得病。这种免疫作用是母乳所特有的。虽然牛奶中的 IgG 比母乳中的多，但有时可引起婴儿肠绞痛。

◎ 母乳中牛磺酸的含量是牛奶的 80 倍，其作用是促进婴儿脑、神经、视网膜的发育，对神经传导进行调节，对细胞膜的恒定性等具有重要的生理作用。

◎ 母乳对早产儿智力发育尤为重要。用母乳喂养的早产儿脑功能的发育较好，智商较高。哺乳时，母婴间皮肤的频繁接触、感情的交流、母亲的爱抚与照顾都有利于孩子的心理和社会适应性的健全。而且，母乳既经济又卫生，温度适宜，不易造成肠道感染和消化功能紊乱。

常用的饮食催奶方法

◎ 取猪蹄 1 只，通草 2~4 克，加水 1500 毫升同煮，待水开后，再用文火煮 1~2 小时。每日 1 次，分 2 次喝完，连用 3~5 天。

◎ 取猪骨 500 克，通草 6 克，加水 200 毫升，炖 2 小时。1 次喝完，每天 1 次。

◎ 取鲜鲫鱼 500 克，去鳞、内脏，清炖或加黄豆芽 60 克煮汤。每日 2 次，吃肉喝汤，连用 3~5 天。

◎ 取豆腐 150 克，红糖 50 克，加适量水同煮，待红糖化后加米酒 50 毫升。1 次吃完，每日 1 次。

◎ 取干黄花菜 25 克，瘦猪肉 250 克同炖食。

◎ 取红小豆 125 克，煮粥，早晨吃，连吃 4~5 日。或用红小豆 250 克煮汤，早晚饮浓汤数日。

◎ 取牛奶、瘦猪肉各 60 克，红枣 5 个，水煎服，每天 1 次。

◎ 取鸡蛋 3 个，鲜藕 250 克，加水煮熟，去蛋壳，汤、藕、蛋一起服，连用 5~7 日。

◎ 取羊肉 250 克，猪蹄 2 只，加适量葱、姜、盐炖熟，每日 1 次。

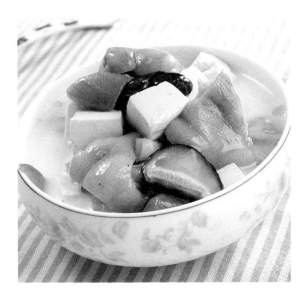

・爱心提示・

一些中西药有催奶功效，但营养作用不大，甚至会有副作用。所以，产妇奶水不足时，应以饮食催奶为主，既利于下奶，又能增强体质。

喝催乳汤的学问

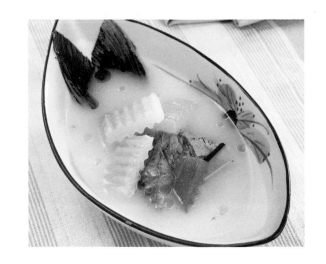

为了尽快下乳，许多产妇都有喝催乳汤的习惯，但要掌握好喝催乳汤的时机。

◎ **过早喝催乳汤的弊病：**乳汁下得过快、过多，新生儿吃不了，容易造成浪费，还会使产妇乳管堵塞，出现乳房胀痛。

◎ **过晚喝催乳汤的弊病：**若喝催乳汤过迟，乳汁下得过慢、过少，会使产妇因无奶而心情紧张，分泌的乳量会进一步减少，形成恶性循环。

产后喝催乳汤应遵循的原则

掌握乳腺的分泌规律	一般来说，孩子出生后头7天母亲乳腺分泌的乳汁比较黏稠，略带黄色，称为初乳。初乳进入婴儿体内，产生免疫球蛋白 IgA，可保护婴儿免受细菌侵害。初乳的分泌量不是很多，应让婴儿反复吮吸乳头。大约在产后第8天，乳腺开始分泌真正的乳汁。一般在产后第3天产妇可以开始喝鲤鱼汤、猪蹄汤等催乳汤
注意产妇身体状况	身体健壮、营养好、初乳分泌量较多的产妇，可适当推迟喝催乳汤的时间，喝的量也可相对减少，以免乳房过度充盈，引起不适。如果产妇身体较差，可早些服用催乳汤，喝的量适当增多，但也要适可而止，以免增加胃肠负担，出现消化不良

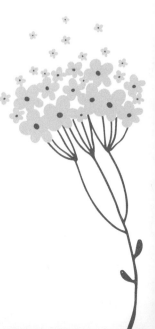

新妈妈哺乳期不宜急于节食

很多产妇为了迅速恢复原来苗条的身材，产后立即节食减肥。这样不仅有损身体健康，而且不利于哺育婴儿。

产妇在临产前增加的体重主要是水分和脂肪。在产后哺育婴儿的过程中，拥有这些水分和脂肪是很有必要的。因此，产妇产后不可立即节食减肥，应该多吃富含营养的食物，每天吸收不少于 2800 千卡的热量，以保证哺乳和自身的需要。若想节食减肥，应过了哺乳期再开始。

哺乳期饮食误区

❋ 误区一：产妇应忌口

许多孕产妇都有忌口的习惯。其实，产后需要充足而丰富的营养素，主副食都应多样化，仅吃一两样食物既不能满足身体的需要，也不利于乳腺分泌乳汁。

❋ 误区二：产后体虚，应多吃老母鸡

产后特别是剖宫产后，新妈妈的胃肠道功能还未恢复，不能吃过于油腻的食物。老母鸡、蹄髈等食物脂肪含量较高，新妈妈产后不适合马上吃这些食物。产后体虚是由分娩过程中体力消耗过大，分娩后又要哺乳引起的。产妇可进食易消化的流质或半流质食物，如虾仁煨面、红薯稀饭等。

❋ 误区三：为了早产奶，产后马上多喝汤

从分娩到产奶中间有一个环节，就是要让乳腺管全部畅通。如果乳腺管没有全部畅通，而产妇又喝了许多汤，分泌出的乳汁就会堵在乳腺管内，严重的会引起产妇发烧。所以，要想产后早产奶，一定要让新生儿早早吮吸妈妈的乳房，刺激妈妈的乳腺管多泌乳。待乳腺管全部畅通后，喝些清淡少油的汤，如鲫鱼豆腐汤、黄鳝汤等，对下奶会有所帮助。

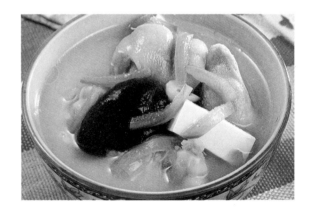

❋ 误区四：汤比肉有营养

产褥期新妈妈应该常喝鸡汤、排骨汤、鱼汤和猪蹄汤，以利于泌乳，但同时也要吃些肉类。肉比汤更有营养，"汤比肉更有营养"的说法是不科学的。

新妈妈哺乳期不宜吃炖母鸡

❋ 产妇产后吃炖母鸡，为什么会导致奶水不足或完全回奶呢？

只有催乳素才能起到促进泌乳的作用。产妇分娩后，血液中雌激素和孕激素的浓度大大降低，而母鸡的卵巢和蛋衣中含有一定量的雌激素，产妇食用炖老母鸡后，血液中雌激素的浓度增加，催乳素的效能就会减弱，导致乳汁不足，甚至完全回奶。

产妇产后吃炖公鸡，可促进乳汁分泌。因为雄激素具有对抗雌激素的作用。公鸡的睾丸中含有少量的雄激素，产妇产后吃清炖公鸡时，可连同睾丸一起食用，会促进乳汁分泌。

当发现乳头不通，即乳房发胀而无奶时，切勿吃公鸡，否则会引起乳腺炎。

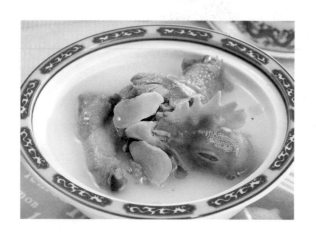

新妈妈哺乳期不宜多吃味精

❋ 味精含有的谷氨酸钠对婴儿不利

味精的主要成分是谷氨酸钠，它会在肝脏中的谷氨酸丙酮酸转氨酶的作用下，转化成人体需要的氨基酸。它对成年人没有什么危害，但对12周以内的婴儿不利。

❋ 乳母食用过多味精，会导致婴儿缺锌

乳母食用过多味精，谷氨酸钠会通过乳汁进入婴儿体内，与婴儿血液中的锌发生特异性结合，生成不能被机体吸收利用的谷氨酸。谷氨酸随尿液排出体外，从而导致婴儿缺锌，出现味觉减退、厌食等症状，还会造成智力减退、生长发育迟缓、性晚熟等不良后果。

新妈妈哺乳期不宜吃麦乳精

麦乳精由牛奶、奶油、鸡蛋、麦精等多种营养原料制成。除了以上营养成分外，麦乳精还含有麦芽糖和麦芽粉。这两种从麦芽中提取的成分虽然有营养和药用价值，可以消除积食，补助脾胃，但会使产妇回乳。

新妈妈哺乳期应适量摄入食盐

民间流传着一种说法，说乳母要忌食盐，因为乳母吃盐会导致婴儿得尿布疹。但产妇的食物中没有盐，会使产妇倒胃口，食欲不振，缺乏营养。所以，新妈妈哺乳期应适量摄入食盐。

❂ 新妈妈盐摄入过少的危害

乳母摄入的盐过少，会影响体内电解质的平衡，不但影响乳母的食欲，而且会造成婴儿体内缺钠，对身体发育不利。

❂ 新妈妈盐摄入过多的危害

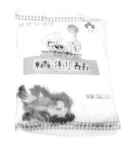

乳母摄入过多食盐，会加重肾脏负担，也会使血压增高。

所以，乳母不应过量摄入食盐，但也不能忌食盐。

新妈妈哺乳期不宜多喝茶

❂ 新妈妈不宜多喝茶的原因

◎ 茶叶中含有的鞣酸容易引起贫血

茶叶中含有鞣酸，这种物质可以与食物中的铁相结合，影响肠道对铁的吸收，引起贫血。茶

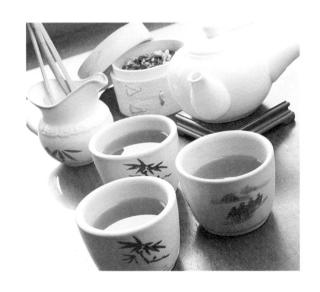

水浓度越高，鞣酸含量越高，对铁吸收的影响越严重。

◎ 茶叶中含有的咖啡因会使母子精神兴奋

茶叶中还含有咖啡因。饮茶会使人精神兴奋，不易入睡，影响产妇休息；咖啡因还会通过乳汁进入婴儿体内，使婴儿精神过于兴奋，不能很好地睡觉，易出现肠痉挛和无故啼哭的现象。

新妈妈哺乳期不宜多喝黄酒

产后少量饮黄酒可以祛风活血、舒筋活络，有利于恶露排出、子宫复旧。但过量饮用或饮用时间过长可助内热，使产妇上火，并通过乳汁影响婴儿，还会使恶露排出过多或持续时间过长，不利于产后恢复。新妈妈哺乳期饮用黄酒的时间以产后1周为宜。

新妈妈哺乳期食谱

适合哺乳期饮用的饮料

✳ 橙汁冲米酒

原料：

鲜橙 2 个，米酒 1 汤匙。

做法：

将鲜橙洗净，去皮，切碎，榨汁，温热后冲入米酒调服。

功效： 行气止痛，消胀通乳，可治妇女哺乳期乳汁排出不畅、乳房红肿、硬结疼痛等症。

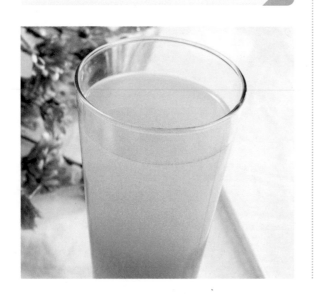

✳ 桑寄生麦冬蛋茶

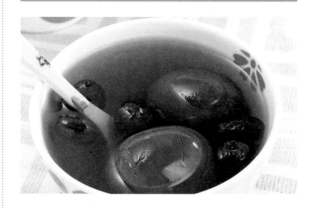

原料：

鸡蛋 2 只，红枣 24 粒，桑寄生 100 克，麦冬 30 克，水 7 碗，冰糖适量。

做法：

❶ 将鸡蛋煮熟，去壳。将红枣去核，洗净。

❷ 将麦冬浸洗，连同其他材料放入煲内，煮滚，中火煲 1.5 小时，放入冰糖调味即可。

功效： 此茶有宁心、补血、养颜的作用，适合虚不受补的产妇饮用。麦冬味甘，微苦，性微寒，可止咳润肺、清热养阴。桑寄生属补血药材，有祛风养血、强筋骨、补肝肾的功用。

适合哺乳期食用的粥

✳ 花生红枣粥

原料：

　　花生仁、红枣各 50 克，大米 100 克，红糖 30 克。

做法：

　　将花生仁浸泡一夜，将红枣去核，洗净，同洗净的大米一起下锅熬粥，粥熟后加红糖稍煮即可。

功效： 润肺，和胃，止血，催乳，适用于燥咳、反胃、产妇少乳及各种出血等症。

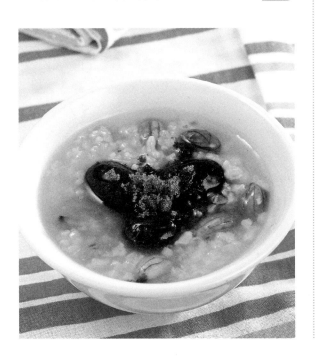

✳ 薏米红枣粥

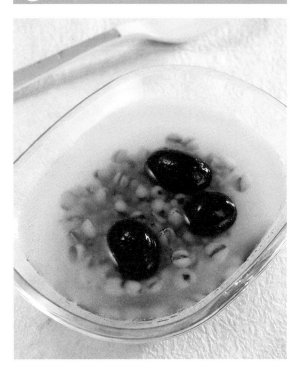

原料：

　　生薏米 100 克，红枣（去核）12 粒，水 4 碗。

做法：

　　将生薏米浸泡。将 4 碗水、生薏米、红枣倒入煲中，用文火煲 45 分钟即可。

功效： 可活血养颜，减少脸部黄褐斑，还可改善恶露不尽。

❀ 花生咸味粥

原料：

　　花生米、花生油、盐、面粉、姜、葱各适量。

做法：

❶ 将花生米去皮衣，捣碎成渣。

❷ 在锅内放花生油烧热，放入花生渣，加入葱、姜、盐、水，烧开，用面粉勾芡即可。

功效： 润肺和胃，止咳下乳，适用于脾胃虚弱者，还可治久咳、秋燥、乳少等症。

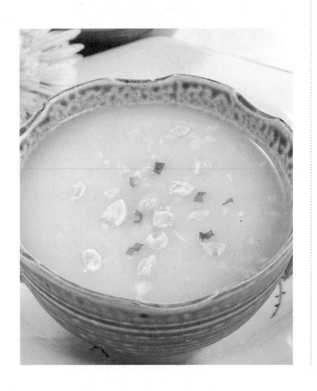

❀ 丝瓜粥

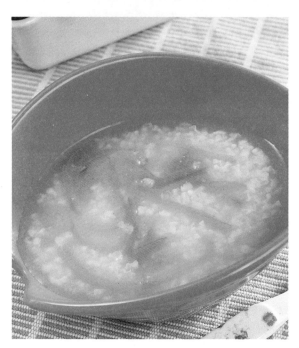

原料：

　　鲜丝瓜1条，粳米50克，白糖少许。

做法：

❶ 将丝瓜去皮、瓤，将粳米淘洗干净。

❷ 将粳米放入锅内，将丝瓜切块，放入锅内，加适量水，用武火烧沸，文火煮熟成粥，加入白糖即成。

功效： 清热解毒，凉血通络，适用于产妇急性乳腺炎、热盛未溃或已溃而热毒未消等症。

适合哺乳期食用的汤煲

⊛ 丝瓜猪蹄汤

原料：

丝瓜 250 克，香菇 30 克，猪蹄 1 只，豆腐 100 克，生姜丝、盐各适量。

做法：

❶ 将香菇泡后洗净，将丝瓜洗净切丝。

❷ 将猪蹄洗净，剁开，放入锅中，加适量清水，煮约 30 分钟，加入香菇、生姜丝、盐，慢炖 20 分钟，下丝瓜和豆腐，炖至肉熟烂即成。

功效： 养血通乳，滋润皮肤，适用于产后贫血、乳汁不下、免疫功能降低等症。

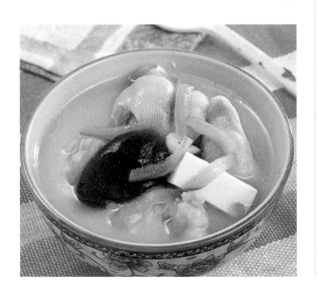

⊛ 萝卜鲢鱼汤

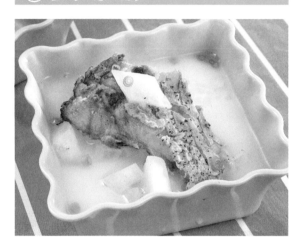

原料：

鲢鱼 500 克，萝卜 250 克，料酒、盐、葱、姜、白糖、胡椒粉、花生油各适量。

做法：

❶ 将萝卜洗净，切薄块。将鲢鱼去鳞、鳃、内脏，洗净。将葱、姜洗净，将葱切段，将姜切片。

❷ 在净锅中放入花生油，烧热，下入鲢鱼稍煎，加入料酒、盐、糖、萝卜、葱、姜、适量清水，烧煮至鱼肉熟烂，撒入胡椒粉调味，出锅即成。

功效： 此汤有利水消肿、减肥通乳、润肤、清热消渴的功效，产妇常食能通乳增乳，减肥润肤。

✳ 益母草红枣瘦肉汤

原料：

红枣6粒，瘦肉200克，益母草75克，水4碗，盐半匙。

做法：

❶ 将瘦肉洗净，切块。将红枣去核，洗净。将益母草洗净。

❷ 将上述原料同放入煲内煮滚，文火再煮2小时，下盐调味即可。

功效： 妇女产后饮用此汤，能调经止痛、活血祛瘀。

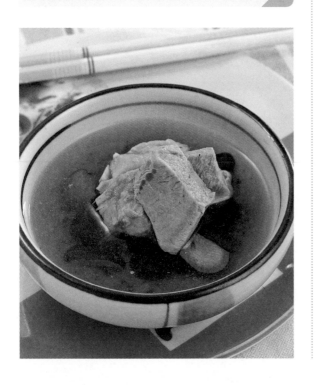

✳ 人参鸡煲

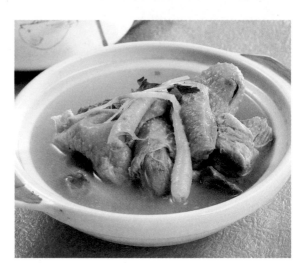

原料：

人参5克，净鸡1只，盐、料酒、葱、姜、香菜、香油各适量。

做法：

❶ 将人参洗净，切片。将葱、姜洗净，切丝。将香菜择洗干净，切段。将净鸡剁块，下入沸水中余一下，捞出控净血水。

❷ 将鸡块放入锅内，加清水，烧沸后撇去浮沫，放入人参片，小火慢炖至鸡酥烂，下葱丝、姜丝、香菜段搅匀，加盐、料酒调味，滴上香油即成。

功效： 人参有大补元气、补虚损、填精补髓、活血调经的功效。此菜适于产后哺乳期体弱、体虚、气血不足者食用，是进补滋养佳品。

✹ 养颜燕窝鹌鹑蛋汤

原料：

燕窝25克，花旗参15克，鹌鹑蛋5只，水5碗，姜1片，盐半匙。

做法：

❶ 将花旗参洗净，切片。将鹌鹑蛋煮熟，去壳。将燕窝浸洗，去杂质。

❷ 将所有材料一并放煲内煮滚，用文火煮3小时，下盐调味即成。

功效：此汤能增强智力，光滑皮肤，滋阴补气，是爱靓妈妈的上佳补品。

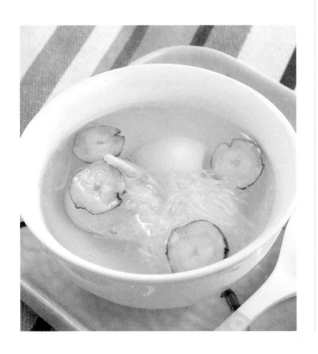

✹ 何首乌海参瘦肉汤

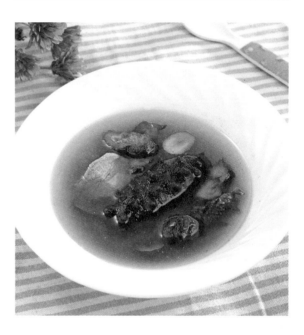

原料：

海参1只，瘦肉250克，龙眼肉20克，何首乌50克，红枣5粒，水6碗，盐1匙。

做法：

❶ 将龙眼肉浸洗。将海参浸软，刷去黏液，切片。将红枣去核。

❷ 把所有材料一并放入煲内煮滚，用文火煲2小时，下盐调味即成。

功效：补肾养血，润燥乌发，是产妇理想的滋补靓汤。

❋ 健脾补肾猪尾汤

原料：

猪尾1条，黑豆150克，红枣12粒，陈皮1块，水10碗，盐1匙。

做法：

❶ 将陈皮浸洗干净。将黑豆浸洗干净，炒至皮裂，过清水沥干。

❷ 将猪尾去毛斩段、洗净，同其他材料一并放煲内煮滚，用文火煲3小时，下盐调味即可。

功效： 产妇常饮此汤，能滋补强身。

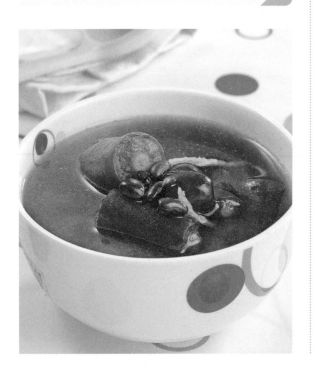

❋ 猪骨炖莲藕

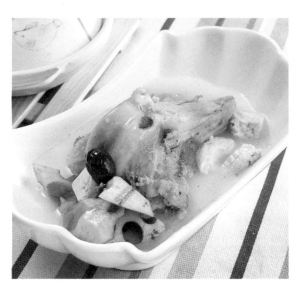

原料：

猪腿骨1000克，莲藕400克，豆腐200克，红枣30克，姜、盐各适量。

做法：

❶ 将猪腿骨洗净斩块，入沸水中焯去血水。将莲藕去皮洗净，切块。将生姜洗净，切片。将豆腐切块。将红枣洗净。

❷ 在锅内放入清水、骨块煮开，去浮沫，加莲藕、姜、豆腐、红枣烧沸，小火慢煮至熟烂，加盐调味稍煮即可。

功效： 益气补血，润肠清热，凉血安神，适于哺乳期食用，可通络下乳、补钙。

⊛ 清汤羊肉

原料:

羊肉 500 克,香菜、葱、生姜、精盐、香油各适量。

做法:

❶ 将羊肉洗净切小块。将香菜择洗干净,切小段。将葱、生姜洗净,将葱切段,将姜切片。

❷ 在砂锅中加入适量清水,放入羊肉块、葱段、生姜片,中火煮沸,小火煮至羊肉熟烂,放入香菜、精盐、香油调味装碗即成。

功效: 温中养血,祛寒止痛,可用于妇女哺乳期气血虚弱、阳虚失调等症。

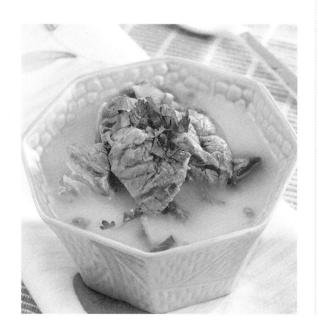

⊛ 蟹肉扒豆腐

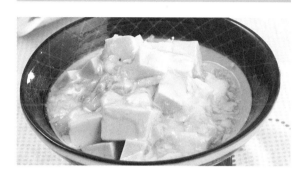

原料:

蟹肉 50 克,豆腐 400 克,瘦猪肉 100 克,水发香菇 50 克,水淀粉、料酒、熟猪油、盐、清汤各适量。

做法:

❶ 将豆腐放入开水中稍煮,捞出放入冷水浸 5 分钟,片去硬皮层,切块。将蟹肉蒸熟。将瘦猪肉、香菇洗净,切丁。

❷ 在锅中加入熟猪油,烧热后下入蟹肉稍炒,烹料酒炒匀,盛出。

❸ 在原锅中加入猪油烧热,放入猪肉丁、香菇丁煸炒片刻,加入清汤、豆腐块、盐,煮沸,用小火焖 20 分钟,将蟹肉放在豆腐周围,再焖 5 分钟,用水淀粉勾芡,起锅时将豆腐装盘,把蟹肉与芡汁堆盖在豆腐上即成。

功效: 此菜营养丰富,可生津润燥、清热解毒、散瘀健胃,是产妇哺乳期食用的佳肴。

适合哺乳期食用的凉菜

✸ 黄瓜拌蜇皮

原料：

嫩黄瓜 200 克，海蜇皮丝 250 克，大蒜、酱油、食醋、盐、香油各适量。

做法：

❶ 将嫩黄瓜洗净切条，放入大碗内。将大蒜去皮洗净，捣成泥。将酱油、食醋、盐、香油调成调味汁。

❷ 将海蜇皮丝浸泡后冲洗干净，放入温水中烫一下，捞出攥净水分，放入盛黄瓜的大碗中，加调味汁、蒜泥调匀即可。

功效： 益气和胃，润肠通便，杀菌，产妇哺乳期食用可开胃进食，是产妇保健的佳肴。

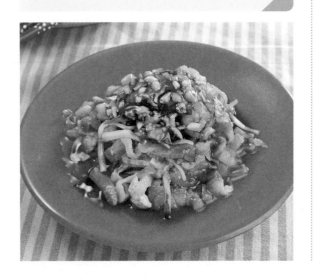

✸ 凉拌茄子

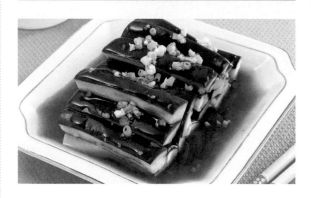

原料：

茄子 2 根，蒜 1 粒，葱 1 棵，食用油适量。

A 料：酱油 2/3 小匙，醋 1/2 小匙，糖 1/4 小匙。

B 料：淀粉 1 小匙。

做法：

❶ 将茄子洗净切段。将葱、蒜去皮，均切末。

❷ 将茄子放入滚水中，用大火煮软，沥干平铺盘中待凉。

❸ 在锅中倒入 1/2 小匙油烧热，爆香葱、姜末，加入 A 料和 1 大匙水，中火煮滚，加入 B 料勾芡，盛起时淋在茄子上即可。

功效： 茄子清热、解毒，可预防高血压，增强血管抵抗力。此菜热量虽低，但能带给人饱足感，味道清淡，适宜哺乳期食用。

适合哺乳期食用的热炒

❁ 鸡脬芹菜

原料:

鸡脬200克,芹菜250克,淀粉10克,花生油、酱油、盐、料酒、白糖各适量。

做法:

❶ 将鸡脬清洗干净,切薄片。把淀粉放入大碗内,加酱油、料酒、白糖及少量的水,调成稀糊,放入鸡脬片拌匀。将芹菜择洗干净,切段,放入沸水中烫一下捞出,用凉开水投凉,控净水。

❷ 在锅中加油烧热,放入鸡脬片,迅速炒散,待鸡脬片变色时放入芹菜段,翻炒几下,加盐炒匀即可。

功效: 哺乳期妇女食用此菜,能防止便秘,同时获得较为全面的营养素,以满足婴儿发育的需要。

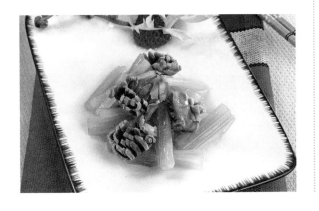

❁ 葱烧海参

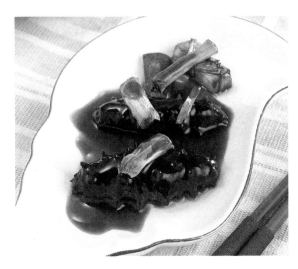

原料:

海参500克,葱白段200克,酱油、料酒、盐、色拉油、胡椒粉、糖、水淀粉、香油各适量。

做法:

❶ 将海参洗净,切块,放滚水中,加入酱油、料酒、盐和胡椒粉,煮约5分钟捞出。

❷ 在锅内放2小匙油,将葱白段倒入锅中,爆香呈金黄色,加入海参、糖和料酒翻炒,淋上水淀粉勾芡,加入香油即可。

功效: 滋阴,补血,通乳,主治产后体虚缺乳。

⊛ 熘炒黄花猪肝

原料：

猪肝 500 克，黄花 100 克，花生油 25 克，鸡蛋清 1 个，团粉 20 克，料酒、花椒、盐各适量。

做法：

❶ 将黄花洗净，切 1 刀，将猪肝片两半，切成块。在鸡蛋清中加团粉调成稠糊。将肝片用盐、料酒拌匀，挂上蛋糊。

❷ 在锅中放油烧热，下肝片翻炒，凝固时放入黄花熘炒至外脆内热，撒上少许花椒、盐即可。

功效： 补虚益肾，开胃健脾，适于脾胃虚损的产妇食用。

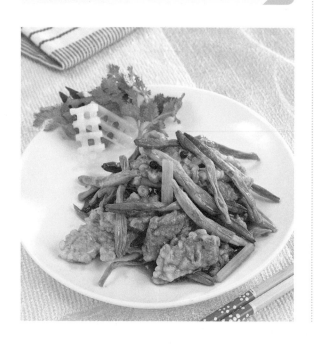

⊛ 豆芽生鱼片

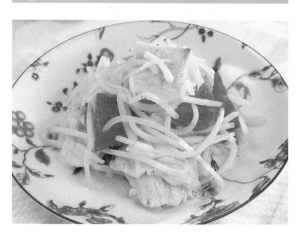

原料：

豆芽 200 克，生鱼肉 300 克，胡萝卜、葱、生姜、花生油、酱油、料酒、生粉、盐、胡椒粉、香油各适量。

做法：

❶ 将豆芽洗净，放入沸水中余熟，捞出控水。将胡萝卜洗净，切薄片。将葱、生姜去皮，洗净，切丝。将生鱼肉洗净，切片，放入碗内，加入葱丝、姜丝、酱油、盐调味，加生粉拌匀上糊。

❷ 在锅中放入花生油烧热，下入葱丝、姜丝爆香，烹入料酒，放入鱼肉片炒熟，加入胡萝卜片、绿豆芽炒匀，加盐调味，撒胡椒粉即可。

功效： 此菜适于产妇哺乳期食用，可治疗便秘，增加营养，促进产妇乳汁分泌，有利于婴儿生长。

⊛ 油菜炒牛肉

原料：

　　牛肉300克，油菜心500克，豆瓣酱、酱油、糖、淀粉、花生油、盐、姜汁各适量。

做法：

❶ 将菜心洗净，切段。在锅中下入花生油烧热，放入菜心炒软，加入精盐、姜汁，炒至菜心熟，盛入盘内。

❷ 将牛肉洗净，顺横纹切薄片，放入碗内，加酱油、糖、盐、姜汁腌10分钟。

❸ 在锅内下油烧热，放入牛肉片炒至变色，下入豆瓣酱，用慢火爆香，加入适量清水，煮至牛肉熟烂，用淀粉勾芡，煮滚，装盘，放在菜心上即可。

　功效： 此菜富含人体所必需的多种营养素，有补肾健脾、益气养血、强身健体的作用。

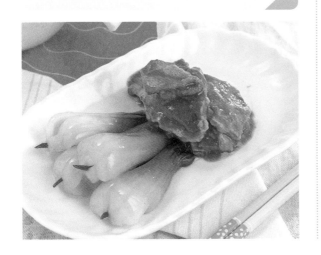

⊛ 木耳清蒸鲫鱼

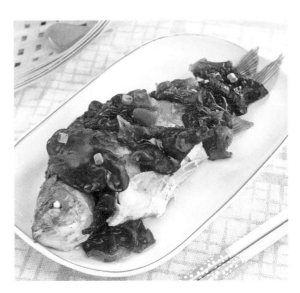

原料：

　　水发木耳100克，鲜鲫鱼500克，料酒、盐、白糖、姜、葱、花生油各适量。

做法：

❶ 将鲫鱼去鳃、内脏、鳞，洗净，在鱼身两面剖几刀。将姜切片，将葱切段。将水发木耳去杂洗净，撕成小片。

❷ 将鲫鱼放入碗中，加姜片、葱段、料酒、白糖、盐、花生油，覆盖木耳，上笼蒸半小时取出，去掉姜片、葱段即成。

　功效： 此菜有益智健脑、强身健体、通乳增乳的作用，产妇多吃此菜可滋补身体，利于健康，并使乳汁充沛。

✺ 青椒牛肉片

原料：

牛肉 200 克，青椒 150 克，花生油、盐、葱、生姜、淀粉各适量。

做法：

❶ 将牛肉洗净切薄片，加水、淀粉抓拌均匀，下入七成热的清水锅中氽熟，捞出沥水。将青椒去蒂、籽，洗净，切片。将葱、生姜洗净，拍散，切末。

❷ 在锅中下入花生油烧热，下入肉片，迅速翻炒至肉变色，加葱末、姜末略炒，倒入青椒炒匀，加入盐炒匀即可。

功效： 此菜有滋养肝阴、补肾健脾、和胃润肠的作用，适宜产妇食用，有利于通乳下乳。

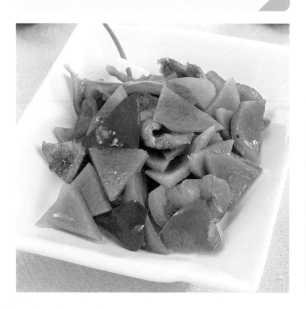

✺ 素炒豆苗

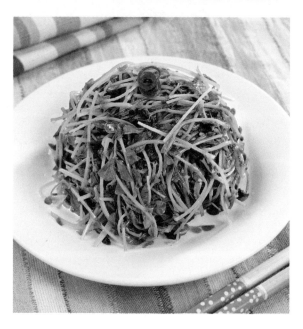

原料：

鲜嫩豆苗 400 克，葱、生姜、花生油、精盐、香油各适量。

做法：

❶ 将豆苗去根，洗净，切段。将葱、姜去皮洗净，切丝。

❷ 在炒锅内放花生油烧热，下葱姜丝煸香，放入豆苗煸炒片刻，加入精盐、香油调味，翻炒均匀，出锅装盘即成。

功效： 豆苗营养丰富，能促进血液循环，改善肌肤状态，产妇可以适量食用。